Der Stoffwechsel bei exsudativer Diathese

Von

Priv.-Doz. Dr. Albert Niemann
Assistenten an der Universitäts-Kinderklinik in Berlin

Mit 5 Kurven im Text

Bonn 1914
A. Marcus & E. Webers Verlag
Dr. jur. Albert Ahn

A. Marcus & E. Webers Verlag (Dr. jur. Albert Ahn) in Bonn

Der Stoffwechsel
bei
exsudativer Diathese

Von

Priv.-Doz. Dr. Albert Niemann
Assistenten an der Universitäts-Kinderklinik in Berlin

Mit 5 Kurven im Text

Bonn 1914
A. Marcus & E. Webers Verlag
Dr. jur. Albert Ahn

Druck: Otto Wigand'sche Buchdruckerei G. m. b. H., Leipzig.

I.

Der von Ad. Czerny[1]) im Jahre 1905 präzisierte Krankheitsbegriff der „exsudativen Diathese" hat sich eine feste Stellung im nosologischen System der Pädiatrie erobert. Umstritten ist zur Zeit nur noch die Abgrenzung dieser Konstitutionsanomalie gegen andere Diathesen. Manche Bestrebungen der neueren Zeit sind darauf gerichtet, solche Grenzen überhaupt einzureißen und nach Möglichkeit alle Anomalien der Konstitution von einem Gesichtspunkte aus zu erklären; derartiges ist in Deutschland zuletzt von Stoeltzner[2]) sowie von Eppinger und Heß[3]) versucht worden, von denen der erstere auf Grund hauptsächlich theoretischer Erwägungen die „Oxypathie" als alleiniges ätiologisches Moment betrachtet, während die letztgenannten Autoren in Anomalien des autonomen Nervensystems die Ursache vieler Erscheinungen sehen wollen, die sonst als Manifestationen von Diathesen aufgefaßt werden. Krankhafte Veränderungen des Nervensystems, neuropathische Symptome, sind auch sonst vielfach gerade mit der exsudativen Diathese zusammengeworfen worden, besonders in Frankreich, wo unter dem Sammelbegriff des „Arthritismus" (Comby) alle Arten von Konstitutionsanomalien Platz finden, und in England, wo zu ähnlichen Zwecken der Begriff der „Lithämie" gebraucht wird.

Demgegenüber muß betont werden, daß eine weitere Entwickelung der Lehre von den Diathesen eher möglich erscheint, wenn es gelingt, sie scharf gegeneinander abzugrenzen und dadurch die Möglichkeit zu exakten Fragestellungen zu gewinnen, die den Weg zur Erforschung des Wesens und besonders der Ätiologie der einzelnen Diathesen weisen müssen.

Von diesem Gesichtspunkte aus ist die klare und scharf umschriebene Definition, die Czerny von der exsudativen Diathese gegeben hat, als ein großer Fortschritt zu bezeichnen, der weitere experimentelle Forschung ermöglicht. Einer solchen ist gerade auf

---

[1]) Jahrbuch f. Kinderheilk. Bd. 61 u. 70, Monatsschr. f. Kinderheilk. Bd. 4, 6 u. 7.
[2]) „Oxypathie," Berlin 1911, S. Karger.
[3]) „Die Vagotonie," Berlin 1910, August Hirschwald.

diesem Gebiete die Lösung wichtiger Probleme noch vorbehalten. Denn wenn auch dem klinischen Bilde, das Czerny entworfen hat, kaum etwas hinzuzufügen bleibt, so ist die Frage nach der Ätiologie und damit nach dem Wesen der exsudativen Diathese noch beinahe völlig unbeantwortet geblieben. Czerny selbst, von der Beobachtung ausgehend, daß geeignete Ernährung die Manifestationen der Diathese hervorzurufen und zu beseitigen vermag, sieht ihre Ursache in einer Störung des Stoffwechsels, besonders dem des Fettes; er vermutet einen kongenitalen Defekt im Chemismus des Körpers, besonders der Gewebe, die die großen Schwankungen im Wassergehalt des Organismus ermöglichen. Finkelstein[1]) sieht die Ursache der Ekzembildung in einer Anomalie des Salzstoffwechsels, wobei er auch dem Fett einen gewissen Einfluß auf die Salzretention zuschreibt. Auch Feer[2]) erwartet von der Stoffwechselchemie die Beantwortung der Frage nach dem Wesen und der Ursache der exsudativen Diathese. In der hier angeführten Publikation Feers sind die Ergebnisse der Stoffwechselversuche zusammengestellt, die im Hinblick auf dieses Problem bisher unternommen worden sind; sie haben immer nur einzelne Komponenten des Stoffwechsels zum Gegenstand gehabt und teilweise widersprechende, keinesfalls erschöpfende Resultate geliefert, so daß das ätiologische Problem zurzeit noch als sehr wenig geklärt bezeichnet werden muß.

Unter diesen Umständen konnte es als eine dankbare Aufgabe erscheinen, bei exsudativen Säuglingen Untersuchungen des Gesamtstoffwechsels vorzunehmen.

Im folgenden soll über das Ergebnis solcher Versuche berichtet werden, die vor allem auch auf den respiratorischen Gaswechsel ausgedehnt wurden. Dies war schon deshalb notwendig, weil etwaige Anomalien des Fettansatzes nur nach Kenntnis der Kohlenstoffbilanz aufgedeckt werden können, hierzu aber und zu einer Aufstellung der Energiebilanz die Kohlensäureproduktion bekannt sein muß. Ebenso mußte die Bestimmung der Wasserdampfproduktion für den vorliegenden Fall besonders wichtig erscheinen. Gerade Säuglinge waren als ein wünschenswertes Versuchsobjekt zu betrachten, da bei ihnen das Krankheitsbild reiner und weniger durch Komplikationen getrübt erscheint, als bei älteren Kindern.

Die vorliegende Arbeit enthält das Ergebnis solcher an 3 Säuglingen vorgenommenen Stoffwechselversuche. Bei der großen Mannigfaltigkeit, welche die exsudative Diathese bezügilch ihrer Symptome sowohl, als auch ihrer Folgeerscheinungen und Komplikationen auszeichnet, mußten für die Auswahl der zu den Stoff-

[1]) Medizinische Klinik 1907.
[2]) Ergebnisse d. inn. Med. u. Kinderheilk. Bd. 8, 1912.

wechselversuchen geeigneten Säuglinge ganz bestimmte Gesichtspunkte maßgebend sein. Es erschien für den vorliegenden Fall zweckmäßig, als Manifestation der exsudativen Diathese nur die eigentlichen klassischen Symptome zu betrachten, wie sie Czerny in den Affektionen der Haut, dem Gneis, dem Milchschorf und den aus ihm entstehenden typischen Ekzemen, erblickt. Es mußte ferner wünschenswert erscheinen, nach Möglichkeit etwaige Komplikationen mit anderen Diathesen auszuschalten, insonderheit aber die oft gleichzeitig vorhandene Neuropathie, da z. B. heftiger Juckreiz mit durch ihn bedingter motorischer Unruhe, Schreckhaftigkeit, Schlafstörungen, Erbrechen, das Bild recht erheblich hätten trüben können; zwecks Ausschluß aller derartiger Komplikationen sollte daher zunächst ein möglichst frühes Stadium der Erkrankung experimentell erforscht werden.

Wichtig war besonders die Berücksichtigung des Ernährungszustandes, der ja, wie dies vor allen Czerny betont, durch das Bestehen der exsudativen Diathese in entscheidender Weise beeinflußt wird, so zwar, daß der erwähnte Forscher 2 Typen des Ernährungszustandes Exsudativer unterschied, deren einer durch abnorme Magerkeit ausgezeichnet ist, während der andere eine abnorme Neigung zum Fettansatz aufweist.

Nach diesen Gesichtspunkten wurden die nachstehend zu beschreibenden 3 Säuglinge ausgewählt, wobei danach getrachtet wurde, bei den Versuchen von einfachen zu komplizierteren Verhältnissen fortzuschreiten.

Kind B. (Versuch I).

Dieses Kind wurde am 28. Dezember 1911 von gesunden Eltern geboren. Keinerlei hereditäre Belastung war zu eruieren. Im Alter von 16 Tagen Aufnahme in die Klinik zusammen mit der Mutter, die dort als Amme dienen sollte. Gewicht zu dieser Zeit 3509 g. Bei der Untersuchung zeigte sich etwas Schnupfen und vereinzeltes Schnurren und Giemen über den Lungen, im übrigen ein völlig normaler Säugling. Ernährung: Brust (5 Mahlzeiten täglich). Das Kind entwickelte sich auch weiter völlig normal (s. die beigegebene Kurve). Etwa in der 4. Lebenswoche zeigte sich etwas Intertrigo am Gesäß, bald danach auf dem Kopf jenes Frühsymptom der exsudativen Diathese, das als Gneis bezeichnet. Später, etwa in der 9. Woche, begann sich dann auf beiden Wangen ein typischer Milchschorf zu entwickeln, dessen Ausdehnung aber sehr gering blieb. Dabei litt der sonstige Zustand des Kindes in keiner Weise. Eine Woche nach dem ersten Auftreten des Milchschorfes begann der sechstägige Versuch. Einige Wochen nach Beendigung desselben machte das Kind eine Diphtherie durch, in deren Verlauf sich der Milchschorf verschlimmerte und zu einem Ekzem wurde. Dieses ist dann später bald geringer, bald stärker geworden, auch Lichen strophulus trat hinzu. Der Ernährungszustand blieb aber dauernd gut, das Kind war immer munter und zeigte niemals neuropathische Symptome. In der 26. Lebenswoche trat ein vorübergehender Gewichtsstillstand ein, der von etwas erhöhten Temperaturen begleitet war (bis 37,6°), für die sich kein besonderer Grund fand; sonst zeigte das Kind stets Monothermie.

Wer die hier beigegebene Kurve betrachtet, wird nicht anstehen, sie für die eines völlig normalen Brustkindes zu erklären. Es handelte sich hier um einen Säugling, der die typischen Zeichen der exsudativen Diathese (Gneis und Milchschorf) ohne jede weitere Komplikation darbot. Insbesondere war auch stets nicht nur das

Kind B. (Versuch I)

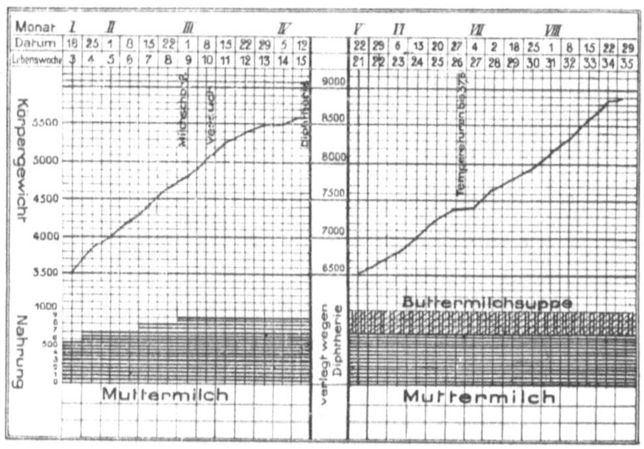

Körpergewicht normal, sondern auch die Entwickelung von Muskulatur und Fettpolster sowie Turgor und Färbung der Haut.

Kind Br. (Versuch II).

wurde am 3. Mai 1912 im Alter von $4^1/_2$ Monaten wegen Ausschlag aufgenommen. Die Großmutter mütterlicherseits soll an Asthma leiden. Sonst keinerlei hereditäre Belastung. Die Brust wurde nur 14 Tage gereicht; dann Ernährung mit den gewöhnlichen Kuhmilchmischungen, in der ersten Zeit quantitativ sehr reichlich, wobei in der 10. Woche Darmkatarrh auftrat, der unter vorübergehender Mehldiät und Reduktion der Mahlzeiten auf 6 abheilte; doch blieb eine Neigung zum Erbrechen. Im 3. Monat trat Husten auf, gleichzeitig Milchschorf, der sich dann ohne Behandlung bald besserte, bald verschlimmerte, ohne sich jedoch sehr auszubreiten. Auch von Schreckhaftigkeit und unruhigem Schlaf wird berichtet.

Status praesens: Gewicht 5080 g. Muskulatur, Fettpolster, Turgor normal. Mässig entwickelter Milchschorf auf beiden Wangen und Gneis. Polymikroadenie. Sonst nichts besonderes.

5 Tage nach der Aufnahme begann der Versuch. Während desselben wurde eine abnorme Schreckhaftigkeit nicht bemerkt, auch schlief das Kind ruhig und genügend lange, ertrug im wachen Zustand den Aufenthalt in der Stoffwechselschwebe gut, war munter, lachte viel und schrie selten, meist nur einige Zeit vor der Fütterung. In unverändertem Zustand wurde es nach Beendigung des Versuches entlassen, mit einem Gewicht von 6260 g und in normalem Ernährungszustand.

Es handelte sich hier also um ein künstlich genährtes, zeitweise vielleicht etwas überfüttertes Kind, bei dem die Manifestationen der exsudativen Diathese schon etwa 6 Wochen bestanden, ohne daß jedoch ausgebreitete Ekzeme oder andere Komplikationen aufgetreten wären. Insbesondere waren auch hier Gewicht und Ernährungszustand als normal zu bezeichnen. Die Überzeugung vom

Vorhandensein neuropathischer Symptome konnte während des Versuches nicht gewonnen werden, doch sind immerhin die anamnestischen Angaben in dieser Beziehung bemerkenswert.

Kind J. (Versuch III).

wurde am 22. Juni 1912 im 9. Lebensmonat wegen Ausschlages in die Klinik aufgenommen. Keinerlei hereditäre Belastung war zu eruieren. Geburtsgewicht angeblich 3750 g. Ernährung: 5 Monate Brust, im 6. Monat Buttermilch, vom 7. ab 6mal täglich 12 Strich Halbmilch, jetzt ebensoviel Vollmilch. Etwa in der 6. Lebenswoche, also als das Kind noch an der Brust lag, trat ein Ausschlag an den Wangen auf, der erst trocken und schuppend war, bald aber nässend wurde und mit Borkenbildung einherging. Später ging der Ausschlag auch auf Brust und Rücken über, ganz zuletzt, Anfang des 9. Lebensmonats, auch auf den behaarten Kopf. Salbenbehandlung brachte stets nur vorübergehende Besserung. Seit dem 3. Monat bestanden auch Drüsenschwellungen hinter beiden Ohren. Über nervöse Symptome wird nichts berichtet.

Status praesens: Gewicht 7880 g. Gut genährtes, aber blasses und etwas schlaffes Kind. Fettpolster gut, Muskulatur mäßig entwickelt. Zervikal- und Nuchaldrüsen bis zu Wallnußgröße, Submaxillardrüsen bis zu doppelter Bohnengröße geschwollen. Auf der behaarten Kopfhaut teils trockene Schuppen, teils gelbe Borken und rote, nässende Flächen. Stark nässendes Ekzem auf Stirn und Wangen; völlig frei davon sind Augenlider, Nase und Mund. Abgesehen von einigen Stellen an den Händen und einer talergroßen am linken Unterschenkel ist auch der übrige Körper frei von Ekzem. Blut: 10% Eosinophile. Untersuchungsbefund im übrigen normal. 4 Zähne.

Vom 28. Juni bis 6. Juli achttägiger Respirationsversuch, währenddessen das Kind sehr ruhig und munter ist, auch wenig kratzt, gut trinkt und teils dickbreiige, gelbe, teils Kalkseifenstühle hatte. Im zweiten Teil des Versuches wurde mit der Verabreichung von Finkelsteinscher Ekzemsuppe begonnen. Als bei derselben Ernährung 6 Tage nach Schluß des ersten ein zweiter, viertägiger Versuch gemacht wurde, war das Ekzem fast völlig abgetrocknet, so daß sich fast überall nur noch dünne, gerötete Haut fand, wo vorher nässende Stellen oder Borken bestanden hatten. Auch in den letzten 4 Versuchstagen war das Verhalten des Kindes ein ruhiges.

Diese Krankengeschichte weicht nicht unwesentlich von der der anderen Kinder ab. Es handelte sich um ein weit älteres Kind, bei dem die Manifestationen der exsudativen Diathese schon monatelang bestanden hatten und bereits ein ausgebereitetes Ekzem von typischem Charakter vorhanden war. Aber auch hier bestanden keinerlei Komplikationen, besonders nicht solche nervöser Art. Der Ernährungszustand hätte, nach dem Körpergewicht allein beurteilt, als normal gelten können, doch war eine große Schlaffheit und ein gewisses Mißverhältnis zwischen Muskulatur und Fettpolster auffallend. Auch dieses Kind darf vielleicht als mit Kuhmilch etwas überfüttert, jedenfalls reichlich und einförmig genährt gelten, doch ist zu beachten, daß die ersten Zeichen der exsudativen Diathese unzweifelhaft schon an der Brust aufgetreten sind.

Methodik.

Die Stoffwechselversuche an den vorstehend beschriebenen 3 Kindern wurden, soweit die Bestimmung des Gaswechsels in Frage kam, mit Hilfe eines nach dem Prinzip von Pettenkofer und

Voit konstruierten Respirationsapparates vorgenommen. Ein solcher mußte schon deswegen zweckmäßig erscheinen, weil er eine Bestimmung des ausgeschiedenen Wasserdampfes ermöglicht, auf die es hier besonders ankam, während die Kenntnis des Sauerstoffverbrauchs entbehrlicher erscheinen konnte. Der Kalorienumsatz kann ja auch ohne ihn berechnet werden, wenn die N- und die C-Bilanz bekannt sind. Auf direkte kalorimetrische Bestimmungen mußte verzichtet und die Energiezufuhr nach den Rubnerschen Standardzahlen berechnet werden, eine Methode, die als für vorliegenden Zweck ausreichend genau angesehen werden konnte.

Die Methodik des Respirationsversuches nach dem Pettenkoferschen Prinzip mußte aber besonders deshalb als zweckmäßig erscheinen, weil sie allein die Möglichkeit gibt, langfristige, d. h. über mehrere Tage und Nächte ausgedehnte Versuche zu machen, die zuverlässige, von zufälligen Beeinflussungen der Respiration und anderen Augenblickseinflüssen unabhängige Durchschnittswerte liefern. Kein geringerer als Rubner[1]) hat ja auf die Notwendigkeit solcher langfristigen Versuche für alle Ernährungsfragen mehrfach hingewiesen und vor dem Gegenteil, kurzfristigen Versuchen, die nur einen Ausschnitt aus dem Stoffwechselbilde des ganzen Tages geben, gewarnt.

Die Versuche wurden deshalb auf wenigstens 6 fortlaufende Tage ausgedehnt. Täglich wurde eine große, etwa einstündige Pause gemacht, in der das Kind aus dem Respirationsraum und der Stoffwechselschwebe herausgenommen, gewaschen, etwas herumgetragen und gefüttert wurde. Außerdem wurden noch 4 ganz kurze Pausen eingeschaltet, in denen nur das Bett herausgezogen und der Säugling, in der Schwebe verbleibend, gefüttert wurde. Während dieser Pausen lief der Apparat weiter. Die Methodik und Versuchsordnung war dieselbe, wie sie bei den früheren Respirationsversuchen Niemanns[2]) zur Anwendung gekommen und in den betreffenden Publikationen ausführlich beschrieben worden ist; daselbst und in einer Arbeit von Bahrdt und Edelstein[3]) finden sich auch alle Angaben über Konstruktion und Methodik des Apparates selbst.

Die Untersuchungen wurden nicht auf den respiratorischen Stoffwechsel beschränkt, sondern auf den Gesamtstoffwechsel ausgedehnt. Die Analysen von Nahrung, Harn und Kot geschahen nach den üblichen und an anderer Stelle (l. c.) beschriebenen Methoden, wobei stets Kontrollbestimmungen vorgenommen wurden.

---

[1]) Zeitschr. f. Biologie Bd. 36.
[2]) Jahrbuch f. Kinderheilk. Bd. 74.
[3]) Jahrbuch f. Kinderheilk. Bd. 72.

Versuch I (Kind B.).

Aus dem Umstande, daß es sich in diesem Falle um ein Brustkind handelte, ergaben sich für die Versuchsanordnung besondere Schwierigkeiten. Die vier Pausen, die zum Zwecke der Nahrungsaufnahme außer der großen Hauptpause nötig sind, lassen sich bei einem Flaschenkinde unter normalen Verhältnissen auf etwa 10 Minuten beschränken, in welcher Zeit sich alle hierbei nötigen Manipulationen: Öffnen des Kastens, Herausziehen des Bettes, Austrinken der Flasche und etwaige Abnahme von Kot und Urin, sehr wohl erledigen lassen. Muß indessen dem Versuchskinde die Brust gereicht werden, so hat dies eine erhebliche Verlängerung der Pausen zur Folge, denn abgesehen davon, daß das Trinken an der Brust meist länger dauert, muß das Kind zu dem letzteren Zwecke auch aus der Stoffwechselschwebe herausgenommen werden, wobei durch Verdunstung bedingte, eventuell erhebliche Verluste des von der Wäsche aufgenommenen Wassers nicht zu vermeiden sind. Können hierdurch unter Umständen Ungenauigkeiten der Wasserbilanz verursacht werden, so leidet andererseits durch eine Verlängerung der Pausen auch die Genauigkeit der ganzen Versuchsberechnung. Abgesehen von diesen Momenten hat die Erwägung, daß eine genaue Nahrungsanalyse bei Brusternährung nicht möglich, für exakte Stoffwechselversuche aber notwendig ist, im vorliegenden Falle das folgende Verfahren veranlaßt:

Bis zum Beginn des Versuches wurde das Kind an der Brust gelassen; dann aber wurden die Milchmengen, die es in der letzten Zeit getrunken hatte und die, wie die Kurve zeigt, sehr gleichmäßige waren, zu jeder Mahlzeit von der Mutter abgespritzt, was ohne jede Schwierigkeit gelang. Diese Milch wurde dem Kinde dann in der Flasche gereicht und von ihm anstandslos getrunken, auch, soweit das Verhalten nach der Fütterung dies beurteilen ließ, stets als ausreichend empfunden. Von jeder so gereichten Nahrungsmenge wurde ein bestimmtes Quantum zur Analyse entnommen; die Quanten eines bzw. dreier Tage wurden vereinigt und bildeten das Material für die Nahrungsanalysen, deren Ergebnisse in Tab. 3 enthalten sind. Durch dieses Verfahren wurde die Aufstellung einer genauen Stoffwechselbilanz ermöglicht; daß das Kind dadurch während des Versuches unter abnorme Verhältnisse gebracht worden sei, dürfte sich kaum behaupten lassen, da die verabreichten Milchmengen von den vor und nach dem Versuch an der Brust getrunkenen nicht abwichen und wohl kaum anzunehmen ist, daß durch das Abspritzen, das zu denselben Zeiten geschah, an denen das Kind sonst trank und das ohne Schwierigkeit vor sich ging, innerhalb der wenigen Tage etwa irgendwie beträchtliche qualitative Veränderungen der Milch verursacht worden wären.

Der Versuch wurde über 6 aufeinanderfolgende Tage fortgeführt und verlief ohne Störung. Das Kind war stets munter, trank gut und hatte täglich 1 bis 2 dünnbreiige, manchmal etwas zerfahrene Stühle. Die folgenden Protokolle geben Aufschluß über die

Respirationsverhältnisse.

1. Tag (12.—13. März 1912).

Temperatur im Kasten: 20,4 } Mittelwerte
Relative Feuchtigkeit: 66 } Mittelwerte
Versuchszeit brutto: 1390 Minuten
— 4 Pausen = 52 „
Versuchszeit netto: 1338 Minuten = 22,3 Stunden.

Luftdurchgang.

328,330	cbm durch die große Gasuhr
0,125	„ „ „ kleine Gasuhr I
0,121	„ „ „ „ „ II
9,000	„ für Anfangsvolum + 4 Pausen
337,576	cbm Gesamtventilation brutto
14,551	„ „ pro Stunde

	CO_2		H_2O	
	1,013	g pro Kubikmeter im Einstrom	5,392	
	1,427	„ „ „ „ Abstrom	6,019	
	0,414	g pro Kubikmeter Produktion	0,627	
(0,414 × 14,551 =)	6,024	„ Produktion pro Stunde	9,124	(= 0,627 × 14,551)
(6,024 × 24 =)	144,6	„ „ in 24 Stunden	219,0	(= 9,124 × 24).

2. Tag (13.—14. März 1912).

Temperatur im Kasten: 22,9
Relative Feuchtigkeit: 70
Versuchszeit brutto: 1385 Minuten
— 4 Pausen = 52 „
Versuchszeit netto: 1333 Minuten = 22,2 Stunden.

Luftdurchgang.

328,720	cbm durch die große Gasuhr
0,075	„ „ „ kleine Gasuhr I
0,119	„ „ „ „ „ II
9,000	„ für Anfangsvolum + 4 Pausen
337,914	cbm Gesamtventilation brutto
14,628	„ Ventilation pro Stunde

	CO_2		H_2O	
	0,899	g pro Kubikmeter im Einstrom	6,363	
	1,308	„ „ „ „ Abstrom	7,029	
	0,409	g pro Kubikmeter Produktion	0,666	
(0,409 × 14,628 =)	5,983	„ Produktion pro Stunde	9,742	(= 0,666 × 14,628)
(5,983 × 24 =)	143,6	„ „ in 24 Stunden	233,8	(= 9,742 × 24).

3. Tag. (14.—15. März 1912).

Temperatur im Kasten: 21,4
Relative Feuchtigkeit: 70
Versuchszeit brutto: 1378 Minuten
— 4 Pausen = 53 „
Versuchszeit netto: 1325 Minuten = 22,1 Stunden.

Luftdurchgang.

329,560	cbm	durch die große Gasuhr
0,122	„	„ „ kleine Gasuhr I
0,128	„	„ „ „ „ II
9,000	„	für Anfangsvolum + 4 Pausen
338,810	cbm	Gesamtventilation brutto
14,731	„	Ventilation pro Stunde.

	CO_2		H_2O	
	0,885	g pro Kubikmeter im Einstrom	6,364	
	1,281	„ „ „ „ Abstrom	7,014	
	0,396	g pro Kubikmeter Produktion	0,650	
(0,396 × 14,731 =)	5,834	„ Produktion pro Stunde	9,575	(= 0,65 × 14,731)
(5,834 × 24 =)	140,0	„ „ in 24 Stunden	229,8	(= 9,575 × 24).

4. Tag (15.—16. März 1912).

Temperatur im Kasten: 21,2°
Relative Feuchtigkeit: 70
Versuchszeit brutto: 1368 Minuten
— 4 Pausen = 57 „
Versuchszeit netto: 1311 Minuten = 21,9 Stunden.

Luftdurchgang.

328,550	cbm	durch die große Gasuhr
0,120	„	„ „ kleine Gasuhr I
0,122	„	„ „ „ „ II
9,000	„	für Anfangsvolum + 4 Pausen
337,792	cbm	Gesamtventilation brutto
14,815	„	Ventilation pro Stunde.

	CO_2		H_2O	
	0,821	g pro Kubikmeter im Einstrom	5,518	
	1,249	„ „ „ „ Abstrom	6,133	
	0,428	g pro Kubikmeter Produktion	0,615	
(0,428 × 14,815 =)	6,341	„ Produktion pro Stunde	9,111	(= 0,615 × 14,815)
(6.341 × 24 =)	152,2	„ „ in 24 Stunden	218,7	(= 9,111 × 24).

5. Tag (16.—17. März 1912).

Temperatur im Kasten: 20,5°
Relative Feuchtigkeit: 65
Versuchszeit brutto: 1387 Minuten
— 4 Pausen = 56 „
Versuchszeit netto: 1331 Minuten = 22,2 Stunden.

Luftdurchgang.

334,680	cbm	durch die große Gasuhr
0,121	„	„ „ kleine Gasuhr I
0,131	„	„ „ „ „ II
9,000	„	für Anfangsvolum + 4 Pausen
343,932	cbm	Gesamtventilation brutto
14,878	„	Ventilation pro Stunde.

	CO_2		H_2O	
	0,922	g pro Kubikmeter im Einstrom	6,737	
	1,327	„ „ „ „ Abstrom	7,338	
	0,405	g pro Kubikmeter Produktion	0,601	
(0,405 × 14,878 =)	6,026	„ Produktion pro Stunde	8,942	(= 0,601 × 14,878)
(6,026 × 24 =)	144,6	„ „ in 24 Stunden	214,6	(= 8,942 × 24).

6. Tag (17.—18. März 1912).

Temperatur im Kasten: 21,4°
Relative Feuchtigkeit: 65
Versuchszeit brutto: 1330 Minuten
— 4 Pausen = 43 „
Versuchszeit netto: 1287 Minuten = 21,5 Stunden.

Luftdurchgang.

315,120	cbm durch die große Gasuhr
0,114	„ „ „ kleine Gasuhr I
0,116	„ „ „ „ „ II
9,000	„ für Anfangsvolum + 4 Pausen
324,350	cbm Gesamtventilation brutto
14,630	„ Ventilation pro Stunde.

	CO_2		H_2O	
	0,849	g pro Kubikmeter im Einstrom	5,578	
	1,262	„ „ „ „ Abstrom	6,195	
	0,413	g pro Kubikmeter Produktion	0,617	
(0,413 × 14,63 =)	6,043	„ Produktion pro Stunde	9,027	(= 0,617 × 14,63)
(6,043 × 24 =)	145,0	„ „ in 24 Stunden	216,7	(= 9,027 × 24)

Eine Zusammenstellung der aus diesen Protokollen sich ergebenden CO_2- und H_2O-Werte enthält die folgende

Tabelle 1.

Tag	Stundenwerte		Tageswerte		Die Luft des Kastens hatte im Mittel	
	CO_2	H_2O	CO_2	H_2O	Temperatur	Feuchtigkeit
1	6,0	9,1	144,6	219,0	20,4	66
2	6,0	9,7	143,6	233,8	22,9	70
3	5,8	9,6	140,0	229,8	21,4	70
4	6,3	9,1	152,2	218,7	21,2	70
5	6,0	8,9	144,6	214,6	20,5	65
6	6,0	9,0	145,0	216,7	21,4	65
Maximum	6,3	9,7	152,2	233,8		
Minimum	5,8	8,9	140.0	214,6		
Mittel	6,0	9,2	145,0	222,1		68

Die gewonnenen Werte sind, wie man sieht, äußerst gleichmäßige; das neben der CO_2-Produktion auch die des Wasserdampfes ohne größere Schwankungen verlief, dafür dürfte nicht zuletzt der gleichmäßige Feuchtigkeitsgehalt der Luft die Ursache sein, der auch innerhalb der einzelnen Versuchstage wenig schwankte. Will man Vergleichswerte schaffen, so muß man die Versuchsergebnisse auf die Oberflächeneinheit umrechnen, da, wie Rubner gelehrt hat, die CO_2-Produktion verschieden großer Organismen der Oberfläche proportional verläuft. Das Körpergewicht des Kindes betrug im Mittel aus allen Versuchstagen 5265 g; danach würde die Oberfläche, nach der Meehschen Formel mit der Konstante 11,9 berechnet, = 0,3601 qm gewesen sein. Hiernach ergeben sich folgende Werte:

Tabelle 2.

Der Säugling schied aus	CO_2 in g	H_2O in g
In 24 Stunden	145,0	222,1
pro Stunde	6,0	9,2
„ Kilogramm in 24 Stunden.	27,5	42,2
„ „ „ 1 Stunde .	1,15	1,8
„ Quadratmeter in 1 „ .	16,7	25,5

Diese Zahlen sind in mancher Beziehung auffallend. Es können zum Vergleich die Untersuchungen herangezogen werden, die Rubner und Heubner[1]) über den Gaswechsel eines Brustkindes unter den gleichen Versuchsbedingungen angestellt haben; es wurde von ihnen eine CO_2-Produktion von 13,5 g pro Quadratmeter und Stunde gefunden. Ferner lieferte ein von Niemann und Frank[2]) untersuchtes Brustkind unter denselben Umständen 15,5 g CO_2. Die CO_2-Produktion des exsudativen Brustkindes von beinahe 17 g muß demgegenüber als eine erhöhte bezeichnet werden. Sie deckt sich mit der eines anderen Brustkindes, bei dem Rubner und Heubner[3]) gleichfalls 17 g CO_2 fanden, bei dem dieser hohe Wert aber als eine Folge ganz exzessiver motorischer Unruhe (Muskelarbeit), aufgefaßt werden mußte. Eine gleiche Deutung kann auf den vorliegenden Versuch keine Anwendung finden. Dauernde Beobachtung des Versuchskindes erwies, daß dasselbe sich stets sehr normal verhielt, d. h. ebensolange schlief wie ein normaler Säugling unter gewöhnlichen Verhältnissen, in wachem Zustande meist ruhig lag, oft lachte und mit ganz seltenen Ausnahmen nur einige Zeit vor jeder Fütterung, also aus Hunger, schrie. Demgegenüber berichten Rubner und Heubner, daß ihr Versuchskind fast immer heftig gestrampelt und geschrien habe, so daß der Versuch kaum durchzuführen war.

Für den vorliegenden Fall kann also vermehrte Muskelarbeit nicht die Erklärung liefern; die Nahrung, auf deren Quantität und Qualität noch zurückzukommen ist, unterschied sich gleichfalls nicht wesentlich von derjenigen der zum Vergleich herangezogenen Individuen. Man wird hiernach geneigt sein, den Grund für die Steigerung der CO_2-Produktion in Besonderheiten des Stoffwechsels zu suchen; die weiteren Versuchsergebnisse werden zeigen, ob diese Annahme berechtigt ist.

Was die Produktion von Wasserdampf betrifft, so kann sie mit der anderer Säuglinge nur dann verglichen werden, wenn bei den

[1]) Zeitschr. f. Biologie Bd. 36.
[2]) Charité-Annalen Bd. 37, 1913.
[3]) Zeitschr. f. exper. Path. u. Ther. Bd. 1.

betreffenden Versuchen die Luftfeuchtigkeit eine annähernd gleiche gewesen ist, da von ihr ja die Wasserdampfproduktion in hohem Grade beeinflußt wird. In diesem Sinne sind die oben erwähnten Brustkinder Rubners, Heubners und Niemanns keine geeigneten Vergleichsobjekte, da sie bei einer sehr viel niedrigeren Luftfeuchtigkeit untersucht wurden. Dagegen lieferte ein künstlich genährter Säugling Niemanns[1]) bei derselben Luftfeuchtigkeit (ca. 70%) zwischen 22 und 24 g Wasserdampf pro Quadratmeter und Stunde, eine, wie man sieht, weitgehende Übereinstimmung und ein Beweis für den großen Einfluß der Luftfeuchtigkeit auf diesen Faktor des Stoffwechsels. Ein atrophischer Säugling Niemanns[2]) lieferte bei ebenfalls ca. 70% relativer Luftfeuchtigkeit allerdings nur 17 g Wasserdampf pro Quadratmeter. Bei diesem Kinde zeigte aber die ganze Wasserbilanz eine Tendenz zum positiven, d. h. zum Wasseransatz, so daß man annehmen konnte, daß hier abnorme Verhältnisse (frühere erhebliche Wasserverluste) einen solchen begünstigt und die respiratorische Wasserausscheidung beeinflußt hatten.

Es hat sich also bei dem hier untersuchten exsudativen Kinde eine deutliche Steigerung der CO_2-Produktion gefunden, während die des Wasserdampfes keine Besonderheiten aufweist.

In der folgenden Tabelle 3 sind genaue Angaben über die Zufuhr an Nahrungsstoffen und die Ausscheidungen durch Harn und Kot gemacht, mit deren Hilfe ein Bild des Gesamtstoffwechsels entworfen werden kann.

Tabelle 3.

Versuchstag	100 g der Nahrung enthielten					Tägl. Trinkmenge in g	Tägl. Urinmenge in g	100 g Harn enthielten				Gewicht des Kotes		Der Kot enthielt insgesamt			
	N	Fett	Zucker	Trockensubstanz	Asche			N	C	Trockensubstanz	Asche	feucht	trocken	N	Fett	C	Asche
1	0,188	2,52	7,4	11,32	0,18	925	610	0,123	0,149	0,582	0,170	270,5	34,1	1,495	9,8	17,9	3,08
2	0,171	2,52	7,4	11,32	0,18	900	590	0,140	0,149	0,582	0,170						
3	0,193	2,52	7,4	11,32	0,18	900	580	0,143	0,149	0,582	0,170						
4	0,168	2,75	7,2	11,59	0,19	900	570	0,143	0,143	0,610	0,170						
5	0,185	2,75	7,2	11,59	0,19	875	570	0,143	0,143	0,610	0,170						
6	0,174	2,75	7,2	11,59	0,19	865	580	0,134	0,143	0,610	0,170						

Die Zusammensetzung der Nahrung (Frauenmilch) war, wie man sieht, eine ziemlich normale und gleichmäßige; das letztere gilt auch von den täglich getrunkenen Milchmengen. Das Gewicht des

[1]) Jahrbuch f. Kinderheilk. Bd. 74.
[2]) Festschr. f. O. Heubner, Berlin 1913, Jul. Springer.

Kindes zeigte während des sechstägigen Versuches folgendes Verhalten:

Gewicht zu Beginn des	1. Tages	. . .	5200 g
„ am Ende „	1. „	. . .	5215 „
„ „ „ „	2. „	. . .	5290 „
„ „ „ „	3. „	. . .	5285 „
„ „ „ „	4. „	. . .	5285 „
„ „ „ „	5. „	. . .	5280 „
„ „ „ „	6. „	. . .	5295 „

Das Kind hat also in 6 Tagen nur 95 g zugenommen, und zwar fällt diese Zunahme auf die ersten 2 Tage, während nachher ein fast völliger Gewichtsstillstand eintrat.

Aus Tabelle 4 läßt sich entnehmen, wie das Kind die ihm zugeführte Nahrung ausgenützt hat.

Tabelle 4.

	Trockensubstanz	N	Fett	Asche
Summe der Einnahmen . . .	604,4	9,65	141,3	9,94
Verlust im Kot in Gramm . .	34,1	1,50	9,8	3,08
„ „ „ „ Prozent . .	5,6	15,6	7,0	3,1
Vom Kotfett waren Fettsäuren			65%	
„ „ „ Seifen . .			9%	

Die prozentuale Ausnützung der Trockensubstanz und des Fettes war, wie man sieht, sehr günstig; weniger günstig die des Stickstoffes; doch fanden auch Rubner und Heubner bei ihrem Brustkinde einen ähnlich großen N-Verlust durch den Kot (16,88%); offenbar kommen bei den geringen Eiweißmengen, die das natürlich genährte Kind erhält, N-Verluste durch Darmsekrete in Betracht. Nicht übermäßig günstig gestaltete sich die Ausnützung der Aschenbestandteile. Die Bildung von Seifen im Kot war gering; der letztere enthielt hauptsächlich Fettsäuren.

Tabelle 5 enthält die N- und die C-Bilanz.

Tabelle 5.

	N			C		
24stündiger Durchschnitt aus Tag	1—3	4—6	1—6	1—3	4—6	1—6
Ausscheidung durch Respiration .				38,9	40,3	39,6
„ „ Harn . . .	0,802	0,802	0,802	2,7	2,5	2,6
„ „ Kot . . .	0,249	0,249	0,249	3,0	3,0	3,0
Gesamt-Ausscheidung	1,051	1,051	1,051	44,6	45,8	45,2
Zufuhr	1,672	1,545	1,609	47,6	52,1	49,9
Bilanz	+ 0,621	+ 0,494	+ 0,558	+ 3,0	+ 6,3	+ 4,7

Aus diesen Bilanzen ist zu ersehen, daß während des ganzen Versuches ein Ansatz sowohl von N-haltigen wie von N-freien Stoffen stattgefunden hat, und zwar zeigt sich die Größe des jeweiligen Ansatzes von N und C von der Zufuhr abhängig, während die Ausscheidungen sich immer auf gleicher Höhe hielten. So wurde im ersten Teile des Versuches mehr N zugeführt, und dementsprechend auch retiniert, während für den zweiten Teil dasselbe vom C gilt. Die N-Bestimmungen wurden sowohl in der Nahrung wie im Harn täglich ausgeführt, so daß auch für jeden einzelnen Tag N-Bilanzen aufgestellt werden konnten; dieselben sind in der Tabelle 6 enthalten, und auch hier zeigt sich eine weitgehende Abhängigkeit der N-Retention von der übrigens recht gleichmäßigen Zufuhr.

Tabelle 6.

Tag	1	2	3	4	5	6
N-Ausscheidung durch Harn .	0,750	0,826	0,829	0.815	0,815	0,777
„ „ „ Kot .	0,249	0,249	0,249	0,249	0,249	0,249
Gesamt-N-Ausscheidung . .	0,999	1,075	1,078	1,064	1,064	1,026
N-Zufuhr	1,739	1,539	1,737	1,512	1,619	1,505
N-Bilanz	+ 0,740	+ 0,464	+ 0,659	+ 0,448	+ 0,555	+ 0,479

Bringt man von der Menge des retinierten C dasjenige Quantum in Abzug, das zur Zusammensetzung der Eiweißstoffe nötig war, auf deren Ansatz man aus der N-Bilanz schließen muß, so kann man von dem Rest annehmen, daß er als Fett und eventuell auch als Glykogen im Organismus zurückgeblieben ist. Die einschlägigen Zahlen enthält Tabelle 7; in derselben ist auch berechnet, in welchem Umfange sich die einzelnen Nahrungsstoffe an den Umsetzungen beteiligt haben. Genauer würde diese Berechnung sein, wenn sie unter Zuhilfenahme der Zahlen für den Sauerstoffverbrauch hätte ge-

Tabelle 7.

24stündiger Durchschnitt aus Tag	1—3	4—6	1—6
N-Retention	0,621	0,494	0,558
C-Retention	3,00	6,30	4,70
Als Eiweiß angesetzter C (N-Ansatz × 3,22)	1,99	1,59	1,99
Als Fett „ „	1,01	4,71	2,71
Gesamt-Ausfuhr von C	44,6	45,8	45,2
Davon ab für Zersetzung des N-haltigen Restes (N-Ausfuhr × 3,22)	3,4	3,4	3,4
Bleibt für Fette und Kohlehydrate	41,2	42,4	41,8
Die täglich genossene Zuckermenge lieferte (× 0,421)	28,3	26,7	27,5
Bleibt als Fettzersetzung	12,9	15,7	14,3

schehen können, den aber die gewählte Versuchsanordnung zu bestimmen nicht gestattete. Auch die hier angewandte Berechnungsart, deren sich z. B. auch Rubner bedient hat, dürfte aber einen ungefähren Überblick über diese Verhältnisse geben können.

Wenn man mit dieser Tabelle die Zersetzungen eines normalen, mit Kuhmilch genährten Säuglings vergleicht (Versuch von Niemann[1]), der durchschnittlich 12 bis 15 g Fett, 19 g Zucker und 18 g Eiweiß zersetzte, so erweist sich bei dem hier untersuchten Brustkinde die Fettzersetzung als gleich, die des Zuckers aber erheblich gesteigert auf Kosten der aufs äußerste eingeschränkten Eiweißzersetzung. Im übrigen hat das Kind, wie man sieht, besonders im zweiten Teil des Versuches, auch nennenswerte Mengen N-freier Stoffe zum Ansatz gebracht. Wenn demgegenüber das Körpergewicht so gut wie gar nicht gestiegen ist, so ist dies außer mit den bei der Körpergewichtsbestimmung immer möglichen Fehlern nur dadurch zu erklären, daß das Kind während des Versuches ärmer an Wasser geworden sein muß. Die Wasserbilanz enthält Tabelle 8:

Tabelle 8.

Tag	1	2	3	4	5	6
Wasserausfuhr durch Respiration	219,0	233,8	229,8	218,7	214,6	216,7
„ „ Harn*)	606,4	586,5	576,6	566,5	566,5	576,5
„ „ Kot	39,4	39,4	39,4	39,4	39,4	39,4
„ „ Schweiß	29,4	5,1	16,3	16,2	18,3	19,7
Gesamte Wasserausfuhr	894,2	864,8	862,1	840,8	838,8	852,3
Wasserzufuhr durch die Nahrung*)	820,3	798,1	798,1	795,7	773,6	764,7
Bilanz	—73,9	—66,7	—64,0	—45,1	—65,2	—87,6

*) Abzüglich der Trockensubstanz.

Diese täglichen Bilanzen erweisen sich in der Tat durchweg als negativ. Die negativen Werte sind unwahrscheinlich groß, weil bei der Wasserzufuhr das Oxydationswasser nicht mit in Rechnung gestellt ist, welches dem Organismus als Produkt der stattgehabten Oxydationen zur Verfügung steht. Berechnet man es nach Magnus-Levy[2]) mit 12 g pro 100 Kalorien Umsatz, so würde es täglich etwa 60 g betragen und es würden auch dann noch tägliche Wasserverluste mäßigen Grades übrig bleiben. Da auch die Wasserbilanz normaler Säuglinge im allgemeinen stets negativ ist, so weist das exsudative Versuchskind in dieser Beziehung nichts Abnormes auf; keinesfalls hat ein Wasseransatz stattgefunden. Bemerkenswert ist,

[1]) Jahrbuch f. Kinderheilk. Bd. 74.

[2]) v. Noordens Handbuch d. Path. d. Stoffw., Berlin 1906.

daß dieselbe Gleichmäßigkeit wie die Wasserdampfproduktion, auch die Urinsekretion aufwies.

Aus Tabelle 9 ist der Umfang des täglichen Kalorienumsatzes zu ersehen.

Tabelle 9.

24stündiger Kalorienumsatz im Durchschnitt aus Tag	1—6	1—3	4—6
Kalorienzufuhr in Gestalt von Eiweiß	42	43	40
" " " " Fett	219	213	225
" " " " Kohlehydrat	268	276	260
Gesamt-Energiezufuhr	529	532	525
Von der zugeführten Energiemenge wurden verwandt:			
zum Eiweißansatz (N-Retention × 34)	19	21	17
zum Fettansatz (C-Retention × 12,3)	33	12	58
Täglich erzielter Umsatz	477	499	450
Von der Energiezufuhr gelangten zum Ansatz	10%	6%	14%
Kalorienzufuhr pro Kilogramm und Tag	100	100	100
Ansatz " " " "	10	6	14
Umsatz " " " "	90	94	86
Umsatz pro Quadratmeter Oberfläche	1325	1386	1249
Von der Wärmeabgabe entfallen auf Wasserverdunstung	28%		

Der Energiequotient betrug durchweg 100 Kalorien, was nach Heubner eine normale, genügenden Anwuchs ermöglichende Nahrungszufuhr darstellt. In der Tat konnten auch 10% der zugeführten Energiemenge zum Ansatz verwandt werden. Die Wärmebildung war eine sehr gleichmäßige und betrug, auf die Oberflächeneinheit berechnet, durchschnittlich 1325 Kalorien. Von der gebildeten Wärme sind 28% durch Verdunstung beseitigt worden; das ist ungefähr der gleiche Wert, der bei einem von Niemann[1]) untersuchten normalen künstlich genährten Säugling bei der gleichen Luftfeuchtigkeit auf Verdunstung entfiel (27%).

Vergleicht man die Wärmebildung dieses exsudativen Säuglings mit der des von Rubner und Heubner untersuchten Brustkindes, so fällt eine merkliche Steigerung auf; denn das letztgenannte Brustkind hatte eine Wärmebildung von nur 1006 Kalorien pro Quadratmeter und Tag. Allerdings war die Nahrungsaufnahme dieses Säuglings eine so mäßige, daß die Untersucher selbst der Ansicht Ausdruck gegeben haben, der Kraftwechsel normal wachsender Brustkinder werde größer sein. Ihr Versuchskind hatte nämlich nur Erhaltungsdiät; weitere etwa zugeführte Energiemengen würde es wahrscheinlich zum Ansatz verwendet haben, so daß dadurch die Wärmebildung nicht wesentlich, keinesfalls aber auf 1300 Kalorien gestiegen wäre. Man wird also die Wärmebildung des exsudativen

[1]) Jahrbuch f. Kinderheilk. Bd. 74.

Brustkindes als erhöht betrachten dürfen, zumal sie der von normalen mit Kuhmilch genährten Säuglingen entspricht, deren Wärmebildung infolge der spezifisch dynamischen Wirkung der größeren Eiweißzufuhr gegen die der Brustkinder stets gesteigert ist.

Als Resultat des ersten Versuches muß also bezeichnet werden, daß die CO_2-Produktion sowohl wie die Wärmebildung eines exsudativen Brustkindes sich gesteigert fand, daß aber der Stoffwechsel im übrigen keine Abnormitäten darbot.

Versuch II (Kind Br.).

Das künstlich genährte Kind Br. befand sich, wie aus der Krankengeschichte (siehe S. 6) hervorgeht, in dem gleichen Stadium der Erkrankung, wie das Brustkind, d. h. es hatte die Manifestation der exsudativen Diathese in Gestalt von Gneis und Milchschorf gerade eben begonnen. Die Nahrung während des Versuches bestand aus $^2/_3$ Kuhmilch und $^1/_3$ eines 5proz. und mit 5% Zucker angereicherten Haferschleimes. Die Nahrung wurde in einer für 6 Tage ausreichenden Menge auf einmal zubereitet, so daß eine gleichmäßige Nahrungszufuhr garantiert war. Das Kind trank täglich 1 Liter und hatte 1 bis 2 teils geformte, teils dünnbreiige Stühle pro Tag. Es verhielt sich gleich dem ersten Kinde stets ruhig. Größerer Juckreiz war bei keinem von beiden vorhanden, wie ja auch ausgebreitete Ekzeme nicht bestanden. Auch dieser Versuch ließ sich daher 6 Tage lang ohne Störung durchführen.

Respirationsverhältnisse.

1. Tag (8.—9. Mai 1912).

Temperatur im Kasten: 21,1° } Mittelwerte
Relative Feuchtigkeit: 92 }
Versuchszeit brutto: 1370 Minuten = 22,8 Stunden
— 4 Pausen = 51 „
Versuchszeit netto: 1319 Minuten = 22,0 Stunden.

Luftdurchgang.

325,910	cbm	durch die große Gasuhr
0,122	„	„ „ kleine Gasuhr I
9,000	„	für Anfangsvolum + 4 Pausen
335,032	cbm	Gesamtventilation brutto
14,69	„	Ventilation pro Stunde.

	CO_2		H_2O	
	0,719	g pro Kubikmeter im Einstrom	8,129	
	1,100	„ „ „ „ Abstrom	8,780	
	0,381	g pro Kubikmeter Produktion	0,651	
(0,381 × 14,69 =)	5,597	„ Produktion pro Stunde	9,563	(= 0,651 × 14,69)
(5,597 × 24 =)	134,3	„ „ in 24 Stunden	229,5	(= 9,563 × 24).

2. Tag (9.—10. Mai 1912).

Temperatur im Kasten: 21,1°
Relative Feuchtigkeit: 92
Versuchszeit brutto: 1385 Minuten = 23 Stunden
— 4 Pausen = 38 „
Versuchszeit netto: 1347 Minuten = 22,5 Stunden.

Luftdurchgang.

328,280	cbm	durch die große Gasuhr
0,122	„	„ „ kleine Gasuhr I
0,100	„	„ „ „ „ II
9,000	„	für Anfangsvolum + 4 Pausen
337,502	cbm	Gesamtventilation brutto
14,674	„	Ventilation pro Stunde.

	CO_2		H_2O	
	0,677	g pro Kubikmeter im Einstrom	8,553	
	1,070	„ „ „ „ Abstrom	9,419	
	0,393	g pro Kubikmeter Produktion	0,866	
(0,393 × 14,674 =)	5,767	„ Produktion pro Stunde	12,704	(= 0,866 × 14,67)
(5,767 × 24 =)	138,4	„ „ in 24 Stunden	304,9	(= 12,704 × 24).

3. Tag (10.—11. Mai 1912).

Temperatur im Kasten: 20,6°
Relative Feuchtigkeit: 77
Versuchszeit brutto: 1389 Minuten = 23,2 Stunden
— 4 Pausen = 39 „
Versuchszeit netto: 1350 Minuten = 22,5 Stunden.

Luftdurchgang.

328,600	cbm	durch die große Gasuhr
0,125	„	„ „ kleine Gasuhr I
0,102	„	„ „ „ „ II
9,000	„	für Anfangsvolum + 4 Pausen
337,827	cbm	Gesamtventilation brutto
14,56	„	Ventilation pro Stunde.

	CO_2		H_2O	
	0,650	g pro Kubikmeter im Einstrom	6,519	
	1,041	„ „ „ „ Abstrom	7,183	
	0,391	g pro Kubikmeter Produktion	0,664	
(0,391 × 14,56 =)	5,693	„ Produktion pro Stunde	9,668	(= 0,664 × 14,56)
(5,693 × 24 =)	136,6	„ „ in 24 Stunden	232,0	(= 9,668 × 24).

4. Tag (11.—12. Mai 1912).

Temperatur im Kasten: 21,1°
Relative Feuchtigkeit: 91
Versuchszeit brutto: 1380 Minuten = 23 Stunden
— 4 Pausen = 64 „
Versuchszeit netto: 1316 Minuten = 21,9 Stunden.

Luftdurchgang.

323,110	cbm	durch die große Gasuhr
0,126	„	„ „ kleine Gasuhr I
0,095	„	„ „ „ „ II
9,000	„	für Anfangsvolum + 4 Pausen
332,331	cbm	Gesamtventilation brutto
14,45	„	Ventilation pro Stunde.

	CO_2		H_2O	
	0,628	g pro Kubikmeter im Einstrom	8,892	
	1.022	„ „ „ „ Abstrom	9,564	
	0,394	g pro Kubikmeter Produktion	0,672	
(0,394 × 14,45 =)	5,693	g Produktion pro Stunde	9,710	(= 0,672 × 14,45)
(5,693 × 24 =)	136,6	„ „ in 24 Stunden	233,0	(= 9,710 × 24).

5. Tag (12.—13. Mai 1912).

Temperatur im Kasten: 21,5°
Relative Feuchtigkeit: 85
Versuchszeit brutto: 1402 Minuten = 23,4 Stunden
— 4 Pausen = 26 „
Versuchszeit netto: 1376 Minuten = 23 Stunden.

Luftdurchgang.

326,140	cbm durch die große Gasuhr
0,129	„ „ „ kleine Gasuhr I
0,101	„ „ „ „ „ II
9,000	„ für Anfangsvolum + 4 Pausen
335,370	cbm Gesamtventilation brutto
14,33	„ Ventilation pro Stunde.

	CO_2		H_2O	
	0,646	g pro Kubikmeter im Einstrom	7,883	
	1.089	„ „ „ „ Abstrom	8,740	
	0,443	g pro Kubikmeter Produktion	0,857	
(0,443 × 14,33 =)	6,348	„ Produktion pro Stunde	12,281	(= 0,857 × 14,33)
(6,348 × 24 =)	152,4	„ „ in 24 Stunden	294,7	(= 12,281 × 24).

6. Tag (13.—14. Mai 1912).

Temperatur im Kasten: 21,6°
Relative Feuchtigkeit: 68
Versuchszeit brutto: 1390 Minuten = 23,2 Stunden
— 4 Pausen = 35 „
Versuchszeit netto: 1355 Minuten = 22,6 Stunden.

Luftdurchgang.

322,760	cbm durch die große Gasuhr
0,132	„ „ „ kleine Gasuhr I
0,098	„ „ „ „ „ II
9,000	„ für Anfangsvolum + 4 Pausen
331,990	cbm Gesamtventilation brutto
14,31	„ Ventilation pro Stunde.

	CO_2		H_2O	
	0,709	g pro Kubikmeter im Einstrom	5,997	
	1,139	„ „ „ „ Abstrom	6,754	
	0,430	g pro Kubikmeter Produktion	0,757	
(0,43 × 14,31 =)	6,153	„ Produktion pro Stunde	10,833	(= 0,757 × 14,31)
(6,153 × 24 =)	147,7	„ „ in 24 Stunden	260,0	(= 10,833 × 24).

Tabelle 10 enthält eine Zusammenstellung der für Kohlensäure- und Wasserdampfproduktion gefundenen Werte:

Tabelle 10.

Tag	Stundenwerte		Tageswerte		Die Luft des Kastens hatte im Mittel	
	CO_2	H_2O	CO_2	H_2O	Temperatur	Feuchtigkeit
1	5,6	9,6	134,3	229,5	21,1	92
2	5,8	12,7	138,4	304,9	21,1	87
3	5,7	9,7	136,6	232,0	20,6	77
4	5,7	9,7	136,6	232,0	21,1	91
5	6,3	12,3	152,4	294,7	21,5	85
6	6,2	10,8	147,7	260,0	21,6	68
Maximum	6,3	12,7				
Minimum	5,6	6,9				
Mittel	5,9	10,8	141,0	259,0		84

Dieselben sind nicht so gleichmäßig wie die im Versuch I gefundenen. Bei der CO_2-Ausscheidung fällt eine Steigerung in den letzten beiden Versuchstagen auf. Dessen wird bei der Besprechung des Gesamtumsatzes zu gedenken sein. Außerordentlich schwankend war die Produktion von Wasserdampf; es zeigt sich aber auch, daß die Luftfeuchtigkeit (der Versuch fand im Frühjahr statt) eine recht ungleichmäßige war. So ist vom 1. zum 2. Tage die Verdunstung offenbar unter dem Einfluß zunehmender Trockenheit gestiegen. Die Abnahme der Feuchtigkeit von 92 auf 87% erscheint gegenüber der Steigerung der Wasserdampfausscheidung um fast 30% zwar nur gering. Indessen sind ja die in der Tabelle enthaltenen Zahlen nur Durchschnittswerte, nach denen die Verhältnisse sich nicht erschöpfend beurteilen lassen. In Wirklichkeit war zu Anfang des 2. Tages die Feuchtigkeit noch sehr groß (bis 95%); um die Mitte des Tages sank sie dann plötzlich stark (innerhalb von 2 Stunden auf 75%) und blieb bis zum Ende des Tages bei 75% stehen. Offenbar ist in dieser zweiten Tageshälfte die Produktion des Kindes so gestiegen, daß der hohe Mittelwert von 12,7 dadurch zu erklären ist. Am 3. Tage blieb dann die Feuchtigkeit gleich, wobei die Verdunstung wieder geringer wurde; am 4. Tage stieg die Feuchtigkeit allmählich, was ohne sichtbaren Einfluß auf die durchschnittliche Wasserdampfproduktion geblieben ist. Am 5. Tage trat wieder ein plötzlicher Abfall ein; hier war die Verdunstung wieder gesteigert, und sie blieb hoch, als am letzten Tage die Feuchtigkeit weiter stark sank. Es zeigt sich also in dieser ganzen Versuchsperiode, daß die plötzlichen Schwankungen der Luftfeuchtigkeit die Wasserdampfproduktion besonders stark beeinflußt haben. Im ganzen aber ist es auffallend, daß bei durchschnittlich hoher Luftfeuchtigkeit dieses

Kind sehr viel Wasserdampf produziert hat: bei 84% Feuchtigkeit im Mittel 10,8 g (Kind B. in Versuch I produzierte bei 68% nur 9,2 g). Hier müssen offenbar Stoffwechselvorgänge beteiligt gewesen sein; in welchem Maße dies der Fall war, wird noch zu prüfen sein.

Ein Vergleich der beiden Kinder in dieser Beziehung ist deshalb maßgebend, weil beide ungefähr gleiches Körpergewicht hatten. Das Gewicht dieses Kindes betrug im Mittel aus allen Versuchstagen 5143 g, die Oberfläche 0,3546 qm. Auf Gewichts- und Oberflächeneinheit berechnet ergeben sich danach folgende Werte:

Tabelle 11.

Der Säugling schied aus	CO_2	H_2O
In 24 Stunden	141,0	259,0
Pro Stunde	5,9	10,8
Pro Kilogramm in 24 Stunden	27,4	50,4
„ „ „ 1 Stunde	1,14	2,1
Pro Quadratmeter in 24 Stunden	16,6	30,5

Man ersieht auch aus dieser Tabelle, daß die Wasserdampfproduktion ungewöhnlich groß war, denn ein normaler Säugling Niemanns schied z. B. bei geringerer Luftfeuchtigkeit (63%) nur 22,5 g pro Quadratmeter und 1,47 pro Kilogramm und Stunde aus.

Dagegen erscheint die CO_2-Produktion, auf die Oberfläche berechnet, nicht sehr groß. Sie ist zwar die gleiche wie die des Brustkindes B., doch muß man bedenken, daß mit Kuhmilch genährte Säuglinge überhaupt mehr CO_2 produzieren. Rubner und Heubner[1]) sowie Niemann[2]) fanden bei mit reiner Kuhmilch genährten Säuglingen 17 bis 18 g CO_2, Niemann[3]) bei einem mit $^2/_3$ Milch genährten Kinde 16,5 g. Im vorliegenden Versuch wurde bei derselben Nahrung fast genau dieselbe CO_2-Menge ausgeschieden. Man kann also hier nicht ohne weiteres von einer Steigerung sprechen, wie sie im Versuch I sich ergab, und es wäre demnach ein gewisser Gegensatz beider Versuche zu konstatieren. Die Betrachtung des Gesamtstoffwechsels wird aber zeigen, daß hier doch noch andere Momente berücksichtigt werden müssen. Die alleinige Untersuchung des Gaswechsels genügt eben, wie schon Rubner mehrfach betont, zur Beurteilung der Stoffwechselvorgänge nicht.

Tabelle 12 enthält die Angaben über Zufuhr von Nahrungsstoffen und Ausscheidungen durch Harn und Kot:

---

[1]) Zeitschr. f. Biologie Bd. 38.
[2]) Jahrbuch f. Kinderheilk. Bd. 74.
[3]) Noch nicht veröffentlicht.

Tabelle 12.

Versuchstag	100 g der Nahrung enthielten							Tägl. Nahrungsmenge in g	Tägl. Urinmenge in g	100 g Harn enthielten				Gewicht des Kotes		der Kot enthielt insgesamt			
	N	Fett	Milchzucker	zugesetzt Zucker	zugesetzt Mehl	Trockensubstanz	Asche			N	C	Trockensubstanz	Asche	feucht	trocken	N	Fett	C	Asche
1	0,363	1,5	2,1	1,7	1,7	10,52	0,66	1000	530	0,420	0,266	1,592	0,498	311,1	40,8	1,944	7,68	15,5	12,3
2	0,363	1,5	2,1	1,7	1,7	10,52	0,66	1000	630	0,417	0,266	1,592	0,498						
3	0,363	1,5	2,1	1,7	1,7	10,52	0,66	1000	640	0,417	0,288	1,526	0,448						
4	0,363	1,5	2,1	1,7	1,7	10,52	0,66	1000	640	0,409	0,288	1,526	0,448						
5	0,363	1,5	2,1	1,7	1,7	10,52	0,66	1000	630	0,456	0,230	1,538	0,438						
6	0,363	1,5	2,1	1,7	1,7	10,52	0,66	1000	610	0,454	0,230	1,538	0,438						

Über die Ausnützung der Nahrung gibt die Tabelle 13 Auskunft:

Tabelle 13.

	Trockensubstanz	N	Fett	Asche
Summe der Einnahmen . . .	630,1	21,78	90,0	39,6
Verlust im Kot in Gramm . .	40,8	1,94	7,68	12,3
" " " " Prozent . .	6,5	8,8	8,5	31,0
Im Kotfett waren Fettsäuren .			30%	
" " " Seifen . . .			30%	

Wie man sieht, wurde die Nahrung im ganzen gut ausgenutzt. Die prozentualen Verluste durch den Kot waren fast die gleichen wie im Versuch I, nur die Ausnützung des Stickstoffes gestaltete sich, bei größerer Zufuhr, günstiger. Der Kot enthielt größere Mengen von Seifen, aber die Fettausnutzung zeigte sich durchaus normal.

Trotz der besseren Ausnutzung des N wurde keine größere Retention erzielt als bei dem Brustkinde, wie die N-Bilanz (Tabelle 14) beweist [1]):

Tabelle 14.

Tag	1	2	3	4	5	6
N-Ausscheidung durch Harn	2,226	2,627	2,669	2,618	2,873	2,769
" " " Kot .	0,324	0,324	0,324	0,324	0,324	0,324
Gesamt-N-Ausscheidung . .	2,550	2,951	2,993	2,942	3,197	3,093
N-Zufuhr	3,630	3,630	3,630	3,630	3,630	3,630
N-Bilanz	+ 1,080	+ 0,679	+ 0,637	+ 0,688	+ 0,433	+ 0,537

[1]) N wurde in Nahrung und Harn täglich, C im Mischharn von 2 Tagen bestimmt.

Man findet hier durchweg positive N-Bilanzen; die zum Ansatz gelangten Mengen waren mäßige und ungefähr die gleichen wie die von dem Brustkinde retinierten. Im ganzen fällt eine Abnahme der Retention gegen das Ende des Versuches hin auf, obwohl die Zufuhr die gleiche blieb.

Ein ganz anderes Bild zeigt aber bei diesem Kinde die C-Bilanz:

Tabelle 15.

Tag	1	2	3	4	5	6
C-Ausscheidung durch Respiration	36,6	37,7	37,3	37,3	41,6	40,3
„ „ „ Harn	1,4	1,7	1,8	1,8	1,5	1,4
„ „ „ Kot	2,6	2,6	2,6	2,6	2,6	2,6
Gesamt-C-Ausscheidung	40,6	42,0	41,7	41,7	45,7	44,3
C-Zufuhr	35,4	35,4	35,4	35,4	35,4	35,4
C-Bilanz	— 5,2	— 6,6	— 6,3	— 6,3	— 10,3	— 8,9

Es finden sich hier durchweg negative Bilanzen; das Kind hat N-freie Stoffe aus den Reservebeständen seines Körpers verbrennen müssen, und zwar in den ersten 4 Tagen ziemlich gleichmäßige, an den Tagen 5 und 6 — an denen auch die N-Bilanz am ungünstigsten war, erheblich größere Mengen. Das C-Defizit vergrößert sich noch, wenn man in Betracht zieht, daß eine gewisse C-Menge auch zum Aufbau des Eiweiß nötig war, das von dem Kinde ja angesetzt wurde. Dies läßt sich aus Tabelle 16 ersehen:

Tabelle 16.

24stündiger Durchschnitt aus Tag	1/2	3/4	5/6	1—6
N-Retention	0,879	0,663	0,485	0,674
C-Defizit	5,9	6,3	9,6	7,3
C verbraucht zum Eiweißaufbau (N × 3,22)	2,8	2,1	1,6	2,2
Wahres C-Defizit	8,7	8,4	11,2	9,5

Diesen Befunden entspricht keineswegs das Verhalten des Körpergewichtes. Dieses betrug:

Zu Beginn des 1. Versuchstages . . .	5035 g
Am Schluß des 1. „ . . .	5145 „
„ „ „ 2. „ . . .	5150 „
„ „ „ 3. „ . . .	5180 „
„ „ „ 4. „ . . .	5170 „
„ „ „ 5. „ . . .	5160 „
„ „ „ 6. „ . . .	5160 „

Das Kind hat also, in den ersten Tagen wenigstens, nicht unbeträchtlich an Gewicht zugenommen, während es doch nur geringe

Eiweißmengen angesetzt, dagegen viel Körperfett verbraucht hat. Es fragt sich nun, ob die Wasserbilanz (Tabelle 17) eine Erklärung für dieses paradoxe Verhalten gibt.

Tabelle 17.

Tag	1	2	3	4	5	6
Wasserausfuhr durch Respiration .	229,5	304,9	232,0	232,0	294,7	260,0
„ „ Harn . . .	521,5	620,0	630,2	630,2	620,3	600,6
„ „ Kot	45,1	45,1	45,1	45,1	45,1	45,1
„ „ Schweiß . .	24,7	6,0	4,9	36,9	13,2	12,2
Gesamt-Wasserausfuhr	820,8	976,0	912,2	944,2	973,3	917,9
Wasserzufuhr durch die Nahrung .	894,8	894,8	894,8	894,8	894,8	894,8
Bilanz	+ 74,0	— 81,2	— 17,4	— 49,4	— 78,5	— 23,1

Das ist in der Tat der Fall. Gerade am 1. Tage, an dem die größte Körpergewichtszunahme konstatiert wurde, findet sich eine beträchtliche Wasserretention, die sich unter Hinzurechnung des Oxydationswassers noch um ca. 60 g vergrößern würde, so daß dann tatsächlich eine Übereinstimmung mit dem Gewichtsanstieg vorhanden sein würde. Auch an den meisten anderen Tagen würden sich die Wasserbilanzen unter Berücksichtigung des Oxydationswassers positiv gestalten, und es kann nicht zweifelhaft sein, daß dieser Säugling im Laufe des Versuches wasserreicher geworden ist.

Es sei nun eine Betrachtung des Gesamtumsatzes, dessen Zahlen in Tabelle 18 enthalten sind, angeschlossen:

Tabelle 18.

24stündiger Kalorienumsatz im Durchschnitt aus Tag	1/2	3/4	5/6	1—6
Kalorienzufuhr in Form von Eiweiß	95	—	—	—
„ „ „ „ Fett	140	—	—	—
„ „ „ „ Kohlehydrat.	225	—	—	—
Gesamt-Energiezufuhr	460	—	—	—
Dem C-Defizit entsprechen Kalorien aus Körperfett .	107	103	138	117
Durch Eiweißansatz ersparte Kalorien	30	23	17	23
Tatsächlich erzielter Umsatz	537	540	580	554
Davon vom Körper geliefert	14%	15%	21%	17%
Energiezufuhr pro Kilogramm und Tag	90	—	—	—
Umsatz „ „ „ „	104	104	113	108
Umsatz pro Quadratmeter Oberfläche	1520	1520	1635	1560
Von der Wärmeabgabe entfallen auf Verdunstung. .				28%

Man ersieht aus dieser Tabelle zunächst, daß die Energiezufuhr eine unzureichende war: der Energiequotient betrug nur 90 Kalorien. Es muß als wahrscheinlich bezeichnet werden, daß die CO_2-Produktion bei dieser unzureichenden Ernährung niedriger war, als sie es bei größerer Nahrungszufuhr, so wie sie das Brustkind (Versuch I) erhielt, gewesen wäre. Wenn also im vorliegenden Falle die CO_2-Produktion nicht erhöht war, so ist dieser Befund dem Ergebnis des Versuches I nicht als völlig gleichwertig zu erachten. Bei dem niedrigen Energiequotienten von 90 wurde zwar noch ein geringer Anwuchs von Eiweißstoffen ermöglicht, es mußten aber 15 bis 20% der zur Wärmebildung nötigen Kalorienmenge durch Verbrennung N-freier Stoffe aus den Reservebeständen des Körpers beschafft werden; der Organismus arbeitete mit Unterbilanz, und zwar hauptsächlich deshalb, weil die Wärmebildung eine außerordentlich große gewesen ist; es bietet sich hier also derselbe Befund, wie bei dem Brustkinde. Der Kalorienumsatz pro Quadratmeter und Tag betrug im Mittl 1560 Kalorien, was als eine erhebliche Steigerung gegenüber dem Umsatz normaler künstlich genährter Säuglinge bezeichnet werden muß; letzterer wurde von Rubner und Heubner[1]) und von Niemann[2]) unter gleichen Versuchsbedingungen übereinstimmend mit ca. 1300 Kalorien bewertet. Es sei auch hier nochmals ausdrücklich betont, daß gesteigerte Muskeltätigkeit nicht als Ursache der Umsatzsteigerung in diesem Versuch betrachtet werden kann, da das Versuchskind bezüglich des Wechsels zwischen Schlaf und Wachen, Ruhe und Bewegung, durchaus normale Verhältnisse dargeboten hat.

Bei der Betrachtung des Umsatzes in zweitägigen Perioden fällt nun auf, daß in der letzten derselben (Tage 5/6) eine weitere Steigerung der Wärmebildung eintrat (Tabelle 18), obwohl die Nahrungszufuhr völlig gleich blieb. Wenn man dies erklären will, so muß man sich den Zusammenhang mit der Wasserdampfproduktion und der Luftfeuchtigkeit vor Augen halten (Tabelle 10). Man erkennt dann, daß die Tage gesteigerten Umsatzes dieselben waren, an denen bei erheblicher Abnahme der Luftfeuchtigkeit mehr Wasserdampf ausgeschieden wurde. Was ist in diesem Falle das primäre gewesen: die Steigerung der Wärmebildung oder die Verdunstung?

Primär war vor allem die Abnahme der Luftfeuchtigkeit; daß sie zunächst zu einer Steigerung der Verdunstung geführt hat, kann nicht zweifelhaft sein. Daß ein solcher Vorgang auch zu einer sekundären Steigerung des Umsatzes führen kann, darauf hat Niemann[3]) bereits früher hingewiesen. Es ist also wahrscheinlich, daß die Steigerung der Wärmebildung in den Tagen 5 und 6 ein sekundärer Vorgang war. Dafür spricht auch das Verhalten der Urinsekretion. Niemann zeigte, daß in manchen Fällen bei vermehrter Wasserdampfabgabe eine vikariierende Verminderung der

[1]) Zeitschr. f. Biologie Bd. 38.
[2]) Jahrbuch f. Kinderheilk. Bd. 74.
[3]) Jahrbuch f. Kinderheilk. Bd. 74.

Urinsekretion eintritt, daß sie aber dort auszubleiben pflegt, wo, wie im vorliegenden Falle, infolge primärer Veränderung der Luftfeuchtigkeit die Verdunstung gesteigert wird. Nun sind, wie Tab. 17 zeigt, die Urinmengen während der letzten Tage dieses Versuches in der Tat konstant geblieben, haben sich nicht merklich vermindert. Dagegen findet sich eine auffallend geringe Urinmenge am 1. Tage, an dem es zu dem Waseransatz kam, der sich auch in einem Ansteigen der Körpergewichtskurve bemerkbar machte. Am 2. Tage, an dem bei trockener Luft mehr Wasserdampf produziert wurde, also ähnliche Bedingungen geschaffen waren wie an den Tagen 5 und 6, trat ebenfalls eine vikariierende Verminderung der Urinsekretion nicht ein; die letztere steigerte sich sogar.

Kann die Steigerung des Umsatzes an den Tagen 5 und 6 somit als sekundär betrachtet werden, so gilt dies natürlich keineswegs von der abnormen Höhe des Umsatzes während der ganzen Versuchsperiode. Diese kann schon deshalb nicht mit äußeren Einflüssen zusammenhängen, weil ja die Luftfeuchtigkeit im ganzen eine sehr hohe war, und weil trotzdem ein ebensogroßer Teil der gebildeten Wärme durch Verdunstung beseitigt wurde (28%), wie in Versuch I bei trockener Luft. Es lag eben bei der lebhaften Wärmebildung ein besonders großes Bedürfnis hierzu vor.

Das Ergebnis des Versuches II läßt sich dahin zusammenfassen, daß auch bei einem künstlich genährten exsudativen Säugling sich eine erhebliche Steigerung des Umsatzes gefunden hat. Die Kohlensäureausscheidung erwies sich nicht gesteigert, doch kann dies eine Folge unzureichender Nahrung gewesen sein.

Schließlich ist bemerkenswert, daß das Kind Br. eine deutliche Neigung zum Wasseransatz bekundet hat.

Versuch III (Kind J.).

Das Kind J. unterschied sich von den beiden anderen Säuglingen dadurch, daß bei ihm die Hauptsymptome der exsudativen Diathese, Milchschorf und Gneis, bereits in hohem Grade entwickelt waren und zur Bildung nässender Ekzeme im Gesicht und auf dem Kopf Veranlassung gegeben hatten. Dennoch war auch bei diesem Kinde — ein äußerst günstiger Umstand — der Juckreiz gering, so daß es sich während des 12tägigen Versuches, der allerdings von einer mehrtägigen Pause unterbrochen war, durchaus ruhig verhielt. Übrigens waren bei diesem Kinde auch Drüsenschwellungen am Halse zu konstatieren. Es hat sich um einen durchaus typischen Fall von Säuglingsekzem, entstanden auf dem Boden einer exsudativen Diathese, gehandelt.

Das Kind war vor der Aufnahme in der Klinik mit Kuhmilch überfüttert worden. Da dies ja der Boden ist, auf dem die exsudative Diathese mit ihren Folgeerscheinungen am üppigsten gedeiht, so wurde beschlossen, das Kind auch während des 1. Teiles des Versuches bei der gewohnten Nahrung zu lassen und ihm etwas mehr als 1 Liter reiner Kuhmilch täglich zu reichen. Diese 1. Versuchsperiode dauerte 4 Tage. Hieran schloß sich unmittelbar die ebenfalls 4tägige 2. Versuchsperiode. Während dieser erhielt das Kind Finkelsteinsche Ekzemsuppe. Der Versuch wurde nach diesen 8 Tagen abgebrochen, dieselbe Nahrung aber weiter gereicht und nach Verlauf einer Woche abermals ein 4tägiger Versuch bei derselben Nahrung unternommen (3. Periode).

Die hier zur Verwendung gelangte Ekzemsuppe ist von Finkelstein[1]) zur Behandlung der konstitutionellen Ekzeme empfohlen worden, weil dieser Autor glaubte, daß bei der Entstehung der Ekzeme den Salzen eine bedeutende Rolle zufalle. Er sprach den exsudativen Kindern die Fähigkeit ab, die Salze zu binden, wobei er einen Zusammenhang zwischen Salzbindung und Fettansatz annahm, und weiterhin die Entstehung der Ekzeme als eine Folge des Kreisens der freien Salze in den Lymphbahnen auffaßte. Finkelstein hielt es daher für zweckmäßig, in solchen Fällen den Mineralbestand des Organismus zu verringern und den Fettbestand zu vermehren. Der ersteren Forderung entspricht die Ekzemsuppe, die ja eine molken- und deshalb auch salzarme Kuhmilch ist.

Sie wurde in dem vorliegenden Versuch so hergestellt, daß die frische Milch durch Labessenz gefällt und Kasein und Fett von der Molke getrennt wurde; von letzterer wurde dann nur $^1/_5$ zurückbehalten, die übrigen $^4/_5$ wurden durch einen 3proz. Haferschleim (mit 3% Zucker) ersetzt und zu dieser Mischung wurde die ursprüngliche Menge von Kasein und Fett wieder hinzugefügt. Für eine jede 4tägige Periode wurde diese Nahrung im ganzen hergestellt, so daß die Zufuhr immer eine gleichmäßige war. Die Suppe wurde gut vertragen. Die Stühle waren meist dickbreiig oder geformt; oft hatten sie den Charakter der Kalkseifenstühle.

Respirationsverhältnisse.

1. Tag (28.—29. Juni 1912).

Temperatur im Kasten: 22,3° } Mittelwerte
Relative Feuchtigkeit: 75 }
Versuchszeit brutto: 1400 Minuten = 23,3 Stunden
— 4 Pausen = 47 „
Versuchszeit netto: 1353 Minuten = 22,6 Stunden.

[1]) Lehrbuch d. Säuglingskrankh., Zur diätetischen Behandlung des konstitutionellen Säuglingsekzems. Berlin 1905/11.

Luftdurchgang.

330,870	cbm	durch die große Gasuhr
0,117	„	„ „ kleine Gasuhr I
0,110	„	„ „ „ „ II
9,000	„	für Anfangsvolum + 4 Pausen
340,097	cbm	Gesamtventilation brutto
14,60	„	Ventilation pro Stunde.

	CO_2		H_2O	
	0,587	g pro Kubikmeter im Einstrom	7,225	
	1,269	„ „ „ „ Abstrom	9,017	
	0,682	g pro Kubikmeter Produktion	1,792	
(0,682 × 14,60 =)	9,957	„ Produktion pro Stunde	26,16	(= 1,792 × 14,6)
(9,957 × 24 =)	239,0	„ „ in 24 Stunden	627,8	(= 26,16 × 24).

2. Tag (29.—30. Juni 1912).

Temperatur im Kasten: 23,6°
Relative Feuchtigkeit: 86
Versuchszeit brutto: 1370 Minuten = 22,8 Stunden
— 4 Pausen = 40 „
Versuchszeit netto: 1330 Minuten = 22,2 Stunden.

Luftdurchgang.

325,970	cbm	durch die große Gasuhr
0,119	„	„ „ kleine Gasuhr I
0,113	„	„ „ „ „ II
9,000	„	für Anfangsvolum + 4 Pausen
335,202	cbm	Gesamtventilation brutto
14,70	„	Ventilation pro Stunde.

	CO_2		H_2O	
	0,592	g pro Kubikmeter im Einstrom	8,050	
	1,230	„ „ „ „ Abstrom	9,646	
	0,638	g pro Kubikmeter Produktion	1,596	
(0,638 × 14,7 =)	9,379	„ Produktion pro Stunde	23,46	(= 1,596 × 14,7)
(9,379 × 24 =)	225,1	„ „ in 24 Stunden	563,0	(= 23,46 × 24).

3. Tag (30. Juni — 1. Juli 1912).

Temperatur im Kasten: 22,5°
Relative Feuchtigkeit: 80
Versuchszeit brutto: 1385 Minuten = 23,1 Stunden
— 4 Pausen = 37 „
Versuchszeit netto: 1348 Minuten = 22,5 Stunden.

Luftdurchgang.

321,940	cbm	durch die große Gasuhr
0,115	„	„ „ kleine Gasuhr I
0,110	„	„ „ „ „ II
9,000	„	für Anfangsvolum + 4 Pausen
331,165	cbm	Gesamtventilation brutto
14,34	„	Ventilation pro Stunde.

	CO_2		H_2O	
	0,590	g pro Kubikmeter im Einstrom	7,051	
	1,278	„ „ „ „ Abstrom	8,472	
	0,688	g pro Kubikmeter Produktion	1,421	
(0,688 × 14,34 =)	9,866	„ Produktion pro Stunde	20,38	(= 1,421 × 14,34)
(9,866 × 24 =)	236,8	„ „ in 24 Stunden	489,1	(= 20,38 × 24).

4. Tag (1.—2. Juli 1912).

Temperatur im Kasten: 22,1°
Relative Feuchtigkeit: 79
Versuchszeit brutto: 1407 Minuten = 23,5 Stunden
— 4 Pausen = 30 „
Versuchszeit netto: 1377 Minuten = 23 Stunden.

Luftdurchgang.

327,610	cbm	durch die große Gasuhr
0,116	„	„ „ kleine Gasuhr I
0,114	„	„ „ „ „ II
9,000	„	für Anfangsvolum + 4 Pausen
336,840	cbm	Gesamtventilation brutto
14,33	„	Ventilation pro Stunde.

	CO_2		H_2O	
	0,615	g pro Kubikmeter im Einstrom	6,784	
	1,310	„ „ „ „ Abstrom	8,132	
	0,695	g pro Kubikmeter Produktion	1,348	
(0,695 × 14,33 =)	9,959	„ Produktion pro Stunde	19,32	(= 1,348 × 14,33)
(9,959 × 24 =)	239,0	„ „ in 24 Stunden	463,7	(= 19,32 × 24).

5. Tag (2.—3. Juli 1912).

Temperatur im Kasten: 22,1°
Relative Feuchtigkeit: 82
Versuchszeit brutto: 1358 Minuten = 22,6 Stunden
— 4 Pausen = 55 „
Versuchszeit netto: 1303 Minuten = 21,7 Stunden.

Luftdurchgang.

319,710	cbm	durch die große Gasuhr
0,117	„	„ „ kleine Gasuhr I
0,114	„	„ „ „ „ II
9,000	„	für Anfangsvolum + 4 Pausen
328,941	cbm	Gesamtventilation brutto
14,55	„	Ventilation pro Stunde.

	CO_2		H_2O	
	0,619	g pro Kubikmeter im Einstrom	7.198	
	1,278	„ „ „ „ Abstrom	8,518	
	0,659	„ pro Kubikmeter Produktion	1,320	
(0,659 × 14,55 =)	9,589	g Produktion pro Stunde	19,21	(= 1,32 × 14,55)
(9,589 × 24 =)	230,1	„ „ in 24 Stunden	461,0	(= 19,21 × 24).

6. Tag (3.—4. Juli 1912).

Temperatur im Kasten: 20,8°
Relative Feuchtigkeit: 75
Versuchszeit brutto: 1382 Minuten = 23 Stunden
— 4 Pausen = 43 „
Versuchszeit netto: 1339 Minuten = 22,3 Stunden.

Luftdurchgang.

320,830	cbm	durch die große Gasuhr
0,123	„	„ „ kleine Gasuhr I
0,117	„	„ „ „ „ II
9,000	„	für Anfangsvolum + 4 Pausen
330,070	cbm	Gesamtventilation brutto
14,35	„	Ventilation pro Stunde.

	CO_2		H_2O	
	0,584	g pro Kubikmeter im Einstrom	6,641	
	1,251	„ „ „ „ Abstrom	7,905	
	0,667	g pro Kubikmeter Produktion	1,264	
(0,667 × 14,35 =)	9,572	„ Produktion pro Stunde	18,14	(= 1,264 × 14,35)
(9,572 × 24 =)	229,7	„ „ in 24 Stunden	435,4	(= 18,14 × 24).

7. Tag (4.—5. August 1912).

Temperatur im Kasten: 21,7°
Relative Feuchtigkeit: 74
Versuchszeit brutto: 1382 Minuten = 23 Stunden
— 4 Pausen = 49 „
Versuchszeit netto: 1333 Minuten = 22,2 Stunden.

Luftdurchgang.

316,900	cbm durch die große Gasuhr
0,123	„ „ „ kleine Gasuhr I
0,114	„ „ „ „ „ II
9,000	„ für Anfangsvolum + 4 Pausen
326,137	cbm Gesamtventilation brutto
14,18	„ Ventilation pro Stunde.

	CO_2		H_2O	
	0,576	g pro Kubikmeter im Einstrom	5,891	
	1,234	„ „ „ „ Abstrom	7,129	
	0,658	g pro Kubikmeter Produktion	1,238	
(0,658 × 14,18 =)	9,330	„ Produktion pro Stunde	17,56	(= 1,238 × 14,18)
(9,33 × 24 =)	223,9	„ „ in 24 Stunden	421,4	(= 17,56 × 24).

8. Tag (5.—6. August 1912).

Temperatur im Kasten: 21,7°
Relative Feuchtigkeit: 76
Versuchszeit brutto: 1401 Minuten = 23,4 Stunden
— 4 Pausen = 49 „
Versuchszeit netto: 1352 Minuten = 22,5 Stunden.

Luftdurchgang.

323,400	cbm durch die große Gasuhr
0,136	„ „ „ kleine Gasuhr I
0,116	„ „ „ „ „ II
9,000	„ für Anfangsvolum + 4 Pausen
332,652	cbm Gesamtventilation brutto
14,22	„ Ventilation pro Stunde.

	CO_2		H_2O	
	0,601	g pro Kubikmeter im Einstrom	6,354	
	1,252	„ „ „ „ Abstrom	7,792	
	0,651	g pro Kubikmeter Produktion	1,438	
(0,651 × 14,22 =)	9,257	„ Produktion pro Stunde	20,45	(= 1,438 × 14,22)
(6,257 × 24 =)	222,2	„ „ in 24 Stunden	490,8	(= 20,45 × 24).

9. Tag (12.—13. Juli 1912).

Temperatur im Kasten: 25,3°
Relative Feuchtigkeit: 69
Versuchszeit brutto: 1365 Minuten = 22,8 Stunden
— 4 Pausen = 62 „
Versuchszeit netto: 1303 Minuten = 21,7 Stunden.

Luftdurchgang.

313,980	cbm	durch die große Gasuhr
0,144	„	„ „ kleine Gasuhr I
0,115	„	„ „ „ „ II
9,000	„	für Anfangsvolum + 4 Pausen
323,239	cbm	Gesamtventilation brutto
14,18	„	Ventilation pro Stunde.

	CO_2		H_2O	
	0,600	g pro Kubikmeter im Einstrom	6,548	
	1,211	„ „ „ „ Abstrom	8,157	
	0,611	g pro Kubikmeter Produktion	1,609	
(0,611 × 14,18 =)	8,664	„ Produktion pro Stunde	22,82	(= 1,609 × 14,18)
(8,664 × 24 =)	207,9	„ „ in 24 Stunden	547,7	(= 22,82 × 24).

10. Tag (13.—14. Juli 1912).

Temperatur im Kasten: 25,2°
Relative Feuchtigkeit: 67
Versuchszeit brutto: 1372 Minuten = 22,9 Stunden
— 4 Pausen = 41 „
Versuchszeit netto: 1331 Minuten = 22,2 Stunden.

Luftdurchgang.

317,700	cbm	durch die große Gasuhr
0,163	„	„ „ kleine Gasuhr I
0,109	„	„ „ „ „ II
9,000	„	für Anfangsvolum + 4 Pausen
326,972	cbm	Gesamtventilation brutto
14,28	„	Ventilation pro Stunde.

	CO_2		H_2O	
	0,564	g pro Kubikmeter im Einstrom	6,233	
	1,193	„ „ „ „ Abstrom	8,004	
	0,629	g pro Kubikmeter Produktion	1,771	
(0,629 × 14,28 =)	8,982	„ Produktion pro Stunde	25,29	(= 1,771 × 14,28)
(8,982 × 24 =)	215,6	„ „ in 24 Stunden	607,0	(= 25,29 × 24).

11. Tag (14.—15. Juli 1912).

Temperatur im Kasten 25,6°
Relative Feuchtigkeit: 71
Versuchszeit brutto: 1384 Minuten = 23 Stunden
— 4 Pausen = 58 „
Versuchszeit netto: 1326 Minuten = 22 Stunden.

Luftdurchgang.

316,170	cbm	durch die große Gasuhr
0,162	„	„ „ kleine Gasuhr I
0,112	„	„ „ „ „ II
9,000	„	für Anfangsvolum + 4 Pausen
325,444	cbm	Gesamtventilation brutto
14,15	„	Ventilation pro Stunde.

	CO_2		H_2O	
	0,570	g pro Kubikmeter im Einstrom	6,972	
	1,198	„ „ „ „ Abstrom	8,723	
	0,628	g pro Kubikmeter Produktion	1,751	
(0,628 × 14,15 =)	8,886	„ Produktion pro Stunde	24,78	(= 1,751 × 14,15)
(8,886 × 24 =)	213,3	„ „ in 24 Stunden	594,7	(= 24,78 × 24).

12. Tag (15.—16. Juli 1912).

Temperatur im Kasten: 25,0°
Relative Feuchtigkeit: 71
Versuchszeit brutto: 1385 Minuten = 23,1 Stunden
— 4 Pausen = 37 „
Versuchszeit netto: 1348 Minuten = 22,5 Stunden.

Luftdurchgang:

319,240 cbm durch die große Gasuhr
0,162 „ „ „ kleine Gasuhr I
0,110 „ „ „ „ „ II
9,000 „ für Anfangsvolum + 4 Pausen
328,512 cbm Gesamtventilation brutto
14,22 „ Ventilation pro Stunde.

	CO_2		H_2O	
	0,535	g pro Kubikmeter im Einstrom	7,125	
	1,204	g „ „ „ Abstrom	8,769	
	0,669	g pro Kubikmeter Produktion	1,644	
(0,669 × 14,22 =)	9,513	„ Produktion pro Stunde	23,35	(= 1,644 × 14,22)
(9,513 × 24 =)	228,3	„ „ in 24 Stunden	560,4	(= 23,35 × 24).

In Tabelle 19 sind die Ergebnisse des 12tägigen Respirationsversuchs zusammengestellt:

Tabelle 19.

Periode	Tag	Stundenwerte		Tageswerte		Die Kastenluft hatte im Mittel	
		CO_2	H_2O	CO_2	H_2O	Temperatur	Relative Feuchtigkeit
I	1	10,0	26,2	240,0	627,8	22,3	75
	2	9,4	23,5	225,1	563,0	23,6	80
	3	9,9	20,4	236,8	489,1	22,5	79
	4	10,0	19,3	240,0	463,7	22,1	86
	Mittel	9,8	22,4	235,2	544,8		80
II	1	9,6	19,2	230,1	461,0	22,1	82
	2	9,6	18,1	229,7	435,4	20,8	75
	3	9,3	17,6	223,9	421,4	21,7	74
	4	9,3	20,5	222,2	490,8	21,7	76
	Mittel	9,5	18,9	228,0	452,2		77
III	1	8,7	22,8	207,9	547,7	25,3	69
	2	9,0	25,3	215,6	607,0	25,2	67
	3	8,9	24,8	213,3	594,7	25,6	71
	4	9,5	23,4	228,3	560,4	25,0	71
	Mittel	9,0	24,1	216,0	578,4		70
I—III	Mittel	9,4	21,9	225,6	525,6		72

Die CO_2-Produktion war, wie man sieht, innerhalb der einzelnen Versuchsperioden eine ziemlich gleichmäßige; von einer Periode zur anderen hat sie in kaum nennenswertem Grade abgenommen.

Weniger gleichmäßig verlief die Ausscheidung des Wasserdampfes. In der 1. Periode wurde sie allmählich geringer, was mit einer Zunahme der Luftfeuchtigkeit erklärt werden kann. In der 2. und 3. Periode fanden sich mäßige Schwankungen, die nicht immer von den — übrigens sehr geringen — Schwankungen der Luftfeuchtigkeit abhängig erscheinen. Der Durchschnittswert der Wasserdampfproduktion war in der 2. Periode niedriger als in der 1., in der 3. dagegen wieder etwas höher.

Das Körpergewicht betrug im Mittel aus

den Tagen	1—4	7943 g
„ „	5—8	7908 g
„ „	9—12	7845 g.
Im Mittel des ganzen Versuches		7899 g.

Die Oberfläche war danach = 0,4720 qm.

Daraus ergeben sich folgende Werte (Tabelle 20):

Tabelle 20.

Der Sängling schied aus	Mittel aus Tag 1—4		Mittel aus Tag 5—8		Mittel aus Tag 9—12		Mittel aus Tag 1—12	
	CO_2	H_2O	C_2O	H_2O	CO_2	H_2O	CO_2	H_2O
In 24 Stunden	235,2	544,8	228,0	452,2	216,0	578,4	225,6	525.1
In 1 Stunde	9,8	22,7	9.5	18,9	9,0	24,1	9,4	21,9
Pro Kilogramm in 24 Stunden	29,6	68,6	28,8	57,2	27,5	73,7	28,6	66.5
Pro Kilogramm in 1 Stunde	1,24	28,6	1,20	23,8	1,15	30,7	1,19	27,7
Pro Quadratmeter in 1 Stunde	20,8	48,1	20,13	40,0	19,1	51,1	19,9	46,4

Als auffallendstes Resultat zeigt diese Tabelle eine außerordentlich hohe CO_2-Produktion pro Quadratmeter und Stunde. Wenn, wie schon auf S. 42 ausgeführt, normale mit Kuhmilch genährte Säuglinge im Durchschnitt 17 bis 18 g CO_2 produzieren, so muß der Wert von 20,8 g, der hier in den ersten 4 Tagen gleichfalls bei Kuhmilchnahrung erreicht wurde, als eine abnorme Steigerung aufgefaßt werden. Dasselbe gilt für die 2. Periode, während in der 3. die CO_2-Produktion etwas niedriger, aber gleichwohl noch sehr hoch war. Freilich müssen hierbei auch die qualitativen und quantitativen Verhältnisse der Nahrung berücksichtigt werden. In der 1. Periode war die Zufuhr von Kuhmilch eine sehr reichliche: mehr als 1 Liter täglich; doch stieg der Energiequotient nicht über 120, eine Höhe, die er auch bei anderen Kuhmilchkindern Niemanns[1])

[1]) Jahrbuch f. Kinderheilk. Bd. 74 und Festschrift für O. Heubner.

Tabelle 21.

Versuchstag		100 g der Nahrung enthielten							Getrunken pro Tag	Tägl. Harnmenge	100 g Harn enthielten				Gewicht des Kotes		Der gesamte Kot von je 4 Tagen enthielt			
		N	Fett	Milchzucker	zugesetzt Zucker	zugesetzt Mehl	Trockensubstanz	Asche			N	C	Trockensubstanz	Asche	frisch	trocken	N	Fett	C	Asche
I	1	0,493	4,5	5,0	—	—	13,44	0,76	1330	620	0,608	0,457	2,294	0,677	261,6	39,0	1,561	8,15	17,8	9,9
	2	0,493	4,5	5,0	—	—	13,44	0,76	1160	540	0,722	0,457	2,294	0,677						
	3	0,493	4,5	5,0	—	—	13,44	0,76	1300	700	0,599	0,429	2,314	0,692						
	4	0,493	4,5	5,0	—	—	13,44	0,76	1240	750	0,588	0,429	2,314	0,692						
II	5	0,398	2,7	0,6	2,4	2,4	9,81	0,39	1300	930	0,459	0,286	1,402	0,296	190,2	51,6	1,464	18,94	25,2	13,2
	6	0,398	2,7	0,6	2,4	2,4	9,81	0,39	1440	880	0,459	0,286	1,402	0,296						
	7	0,398	2,7	0,6	2,4	2,4	9,81	0,39	1480	980	0,434	0,142	0,730	0,254						
	8	0,398	2,7	0,6	2,4	2,4	9,81	0,39	1420	870	0,458	0,142	0,730	0,254						
III	9	0,400	3,3	0,6	2,4	2,4	10,05	0,47	1500	800	0,521	0,250	1,218	0,280	284,7	40,3	1,713	8,77	18,2	10,5
	10	0,400	3,3	0,6	2,4	2,4	10,05	0,47	1470	740	0,588	0,250	1,218	0,280						
	11	0,400	3,3	0,6	2,4	2,4	10,05	0,47	1490	850	0,532	0,214	1,134	0,312						
	12	0,400	3,3	0,6	2,4	2,4	10,05	0,47	1320	715	0,610	0,214	1,134	0,312						

erreichte, ohne daß diese mehr als 18 g CO_2 produzierten. In der 2. Periode betrug der Energiequotient nur noch 103; trotzdem blieb die CO_2-Produktion hoch.

Nähere Angaben über die Zufuhr an Nahrungsstoffen und die Ausscheidungen enthält Tabelle 21:

Die Nahrungszufuhr hat sich, wie man sieht, von einer Periode zur anderen nicht unerheblich verändert. Die zur Herstellung der Ekzemsuppe in der 2. Periode verwandte Milch enthielt an allen Nahrungsstoffen weniger als die Milch der 1. Periode. Dadurch, daß das Kind in den Tagen 5 bis 8 etwas mehr trank, wurde dieser Ausfall zum Teil ausgeglichen. In der 2. Periode war die Zufuhr, besonders von Fett, wieder etwas reichlicher. Der Salzgehalt der Ekzemsuppe betrug in der 2. Periode etwa die Hälfte des Salzgehaltes der Kuhmich, in der 3. Periode war er etwas höher.

Angaben über die Ausnutzung der Nahrung enthält Tabelle 22:

Tabelle 22.

Periode		Trockensubtanz	N	Fett	Asche
I	Summe der Einnahmen . . .	676,0	24,80	226,4	38,23
	Verlust im Kot in g	39,0	1,56	8,15	9,9
	„ „ „ „ Prozent . .	5,7	6,2	3,6	26
	Im Kotfett waren Fettsäuren .			25 %	
	„ „ „ Seifen . .			60 %	
II	Summe der Einnahmen . . .	553,3	22,45	152,3	21,99
	Verlust im Kot in g	51,6	1,46	18,9	13,20
	„ „ „ „ Prozent . .	9,4	6,4	12,4	60
	Im Kotfett waren Fettsäuren .			12 %	
	„ „ „ Seifen . . .			80 %	
III	Summe der Einnahmen . . .	578,0	23,12	190,7	27,17
	Verlust im Kot in g	40,3	1,71	8,8	10,50
	„ „ „ „ Prozent . .	7,0	7,5	4,6	40
	In Kotfett waren Fettsäuren .			28 %	
	„ „ „ Seifen . . .			59 %	

Die Ausnutzung der Trockensubstanz und des N war, wie man sieht, recht günstig; dasselbe gilt für das Fett, das nur in der 2. Periode, wo auch die Zufuhr geringer war, schlechter ausgenutzt wurde. Dabei enthielten die Stühle auch mehr Seifen als sonst. Hohe prozentuale Verluste an Asche finden sich in den Perioden 2 und 3, als die Zufuhr an Salzen auf die Hälfte zurückgegangen war; je geringer die Zufuhr wurde, desto größer waren die Verluste, wobei offenbar die Darmsekrete mit in Betracht kommen.

Tabelle 23 enthält Angaben über die N-Bilanz.

Bei nicht ganz gleichmäßiger Zufuhr wurden täglich wechselnde Mengen von N retiniert, so daß im Durchschnitt eine günstige

Tabelle 23.

Tag	1	2	3	4	5	6	7	8	9	10	11	12
N-Ausscheidung durch Harn . . .	3,770	3,899	4,193	4,410	4,269	4,039	4,253	3,985	4,168	4,351	4,522	4,362
„ „ Kot	0,390	0,390	0,390	0,390	0,366	0,366	0,366	0,366	0,428	0,428	0,428	0,428
Gesamt-N-Ausscheidung	4,160	4,289	4,583	4,800	4,635	4,405	4,619	4,351	4,596	4,779	4,950	4,790
N-Zufuhr	6,557	5,719	6,409	6,113	5,174	5,731	5,890	5,652	6,000	5,880	5,960	5,280
N-Bilanz	+2,397	+1,430	+1,826	+1,313	+0,539	+1,326	+1,271	+1,301	+2,404	+1,101	+1,010	+0,490
Tägliche Bilanz im Durchschnitt aus je 2 Tagen	+ 1,914		+ 1,570		+ 0,933		+ 1,286		+ 1,753		+ 0,750	
„ „ 4 „	+ 1,742				+ 1,110				+ 1,252			

Tabelle 24.

Tag	1	2	3	4	5	6	7	8	9	10	11	12
C-Ausscheidung durch Respiration .	65,4	61,4	64,6	65,4	62,8	62,6	61,1	60,6	56,7	58,8	58,2	62,3
„ „ Harn . . .	2,8	2,5	3,0	3,2	2,7	2,5	1,4	1,2	2,0	1,9	1,8	1,5
„ „ Kot	4,5	4,5	4,5	4,5	6,3	6,3	6,3	6,3	4,6	4,6	4,6	4,6
Gesamt-C-Ausscheidung	72,7	68,4	72,1	73,1	71,8	71,4	68,8	68,1	63,3	65,3	64,6	68,4
C-Zufuhr	95,9	83,6	93,7	89,4	61,8	68,4	70,3	67,5	74,0	72,5	73,5	65,1
C-Bilanz	+23,2	+15,2	+21,6	+16,3	—10,0	— 3,0	+ 1,5	— 0,6	+10,7	+ 7,2	+ 8,9	— 3,3
C-Bilanz im Durchschnitt aus je 2 Tagen	+ 19,2		+ 19,0		— 6,5		+ 0,5		+ 9,0		+ 6,1	
„ „ 4 „	+ 19,1				— 3,0				+ 7,5			

Bilanz erzielt wurde; entsprechend der größeren Zufuhr war die Bilanz in den ersten 4 Tagen am besten.

Wesentlich anders gestaltete sich die Bilanz des C (Tabelle 24): In den ersten 4 Tagen war die C-Bilanz, entsprechend der reichlichen Zufuhr, am günstigsten. Es wurden hier auffallend große Mengen von C retiniert, die als Fett (teilweise vielleicht als Glykogen) aufgespeichert worden sind. Mit einem Energiequotienten von 120 war die Nahrungszufuhr hier nicht viel größer als bei dem schon mehrfach zum Vergleich herangezogenen normalen Kuhmilchkinde Niemanns[1]), das bei einem Energiequotienten von 115 nur 10 g C täglich retinierte. Es hat bei dem exsudativen Kinde also geradezu eine Mästung stattgefunden. Im Gegensatz dazu wurde in den Tagen 5 bis 8 die Bilanz negativ: das Kind hat Körperfett verbrannt. Das C-Defizit vermehrt sich noch um diejenige Menge, die zum Aufbau der angesetzten Eiweißstoffe nötig war (s. die N-Bilanz). Es wurden täglich 1,11 g N retiniert, denen (1,11×3,22=) 3,6 g C entsprechen; in Wirklichkeit beträgt das C-Defizit also 6,6 g. In der 3. Periode kam es dann wieder zu einem mäßigen Ansatz von C. In Tabelle 25 ist berechnet, wieviel C in den Perioden 1 und 3 eventuell als Fett angesetzt worden sein kann.

Tabelle 25.

24stündiger Durchschnitt aus Periode	I	III
N-Retention	1,742	1,252
C-Retention	19,10	7,50
C als Eiweiß angesetzt: (N × 3,22)	5,61	4,03
C als Fett angesetzt	13,49	3,47

Wie man sieht, bleibt für die 1. Periode auch nach Abzug des Eiweiß-C noch ein sehr großer Posten zur Aufspeicherung übrig.

War also der Fettansatz in der 1. Periode auffallend groß, so ist es noch auffallender, daß in der 2. Periode die Bilanz des C sogleich negativ geworden ist; denn die Zufuhr an Nahrungsstoffen wurde zwar geringer, hätte aber unter normalen Verhältnissen immer noch zureichend sein, d. h. einen normalen Anwuchs ermöglichen müssen. Der Energiequotient betrug immer noch 103 Kalorien und die zugeführten Mengen von N und C waren keineswegs geringe; von derselben C-Zufuhr (ca. 10 g pro Kilogramm Körpergewicht) hat der normale Säugling Niemanns noch immer ca. 17% retiniert. Es fällt weiter auf, daß die C-Bilanz am ungünstigsten an den Tagen 5 und 6 war, also gleich nach dem Wechsel der Nahrung, während sie sich in den nächsten beiden Tagen bei annähernd glei-

[1]) Jahrbuch für Kinderheilk. Bd. 74.

cher Zufuhr wieder günstiger gestaltete. Es scheint danach, als ob gerade der Übergang von einer Nahrung zur anderen schädlich gewesen sei. In der letzen Versuchsperiode wurde bei etwas größerer Zufuhr wieder ein mäßiger Ansatz erzielt.

Auch das Körpergewicht zeigte während des ganzen Versuches nicht unbeträchtliche Schwankungen. Es betrug

zu Beginn des 1. Tages . . . 7760 g
am Ende „ 1. „ . . . 7950 „
„ „ „ 2. „ . . . 7965 „
„ „ „ 3. „ . . . 8060 „
„ „ „ 4. „ . . . 7980 „

Es ist also während der 1. Periode eine Zunahme von im ganzen 220 g oder 55 g im täglichen Durchschnitt erzielt worden. Nun wurden täglich 1,742 g N retiniert, was einem Fleischansatz von 51 g entsprechen würde (3,4 g = 100 Teilen Fleischansatz gerechnet). Hierzu kommen 19,1 g C, die täglich retiniert wurden und (× 1,3) 24,8 g Fett entsprechen würden. Der Ansatz von Körpersubstanz würde danach 76 g pro Tag betragen haben, während mit der Wage nur 55 g festgestellt wurden. Um diese Differenz zu erklären, muß man annehmen, daß das Kind Wasser verloren hat.

In der 2. Periode betrug das Gewicht

zu Beginn des 1. Tages . . . 7980 g
am Ende „ 1. „ . . . 7775 „
„ „ „ 2. „ . . . 7985 „
„ „ „ 3. „ . . . 7910 „
„ „ „ 4. „ . . . 7890 „

Es wurden also im ganzen 90 g, im täglichen Durchschnitt 22,5 g eingebüßt.

Dem in diesen Tagen erzielten N-Ansatz würden 32,7 g Muskelsubstanz entsprechen, dagegen wurden 4 g Körperfett täglich verbrannt, so daß für diese Zeit ein täglicher Ansatz von 28,7 g Körpersubstanz übrig bleibt; auch in dieser Zeit muß das Kind also Wasser verloren haben; die konstatierte Gewichtsabnahme muß hierdurch bedingt gewesen sein.

Tabelle 26.

Tag	1	2	3	4
Wasserausfuhr durch Respiration . . .	627,8	563,0	489,1	463,7
„ „ Harn	605,7	527,6	683,9	732,7
„ „ Kot	55,6	55,6	55,6	55,6
„ „ Schweiß	15,9	28,3	1,3	28,7
Gesamte Wasserausfuhr	1305,0	1174,5	1229,9	1280,7
Wasserzufuhr durch Nahrung	1151,2	1004,1	1125,3	1073,3
Bilanz	— 153,8	— 170,4	— 104,6	— 207,4

Zwischen dieser und der dritten Versuchsperiode liegt nun ein Zeitraum von einer Woche, in der das Kind weiter an Gewicht abnahm. In der 3. Periode betrug dasselbe:

Zu Beginn des 1. Tages . . . 7795 g
am Ende „ 1. „ . . . 7810 „
„ „ „ 2. „ . . . 7915 „
„ „ „ 3. „ . . . 7875 „
„ „ „ 4. „ . . . 7830 „

In dieser Zeit nahm das Gewicht also wieder zu, im ganzen um 35 g, täglich also um nicht mehr als 9 g. Der Eiweißansatz würde sich hier auf 37 g, der Fettansatz auf ca. 10 g pro Tag berechnen lassen, der Ansatz von Körpersubstanz also im ganzen 47 g betragen haben. Daraus folgt, daß auch in dieser letzten Periode Wasser abgegeben sein muß.

Eine Wasserbilanz ist in Tabelle 26 aufgestellt:

Die Betrachtung dieser Tabelle zeigt, daß in der Tat während des ganzen Versuches Wasser vom Körper abgegeben worden ist, auch wenn man das Oxydationswasser in Rechnung stellen würde.

Im einzelnen fällt auf, daß dies auch für den 1. Tag zutrifft, an dem ja eine so große Gewichtszunahme konstatiert wurde. Indessen sind ja Körpergewichtsbestimmungen von einem Tage zum anderen überhaupt unzuverlässig wegen der Möglichkeit ungleicher Füllung von Blase und Darm; da an dem betreffenden ersten Versuchstage sehr wenig Kot abgesetzt wurde, so kann dies für den vorliegenden Fall sehr wohl zutreffen.

Es ist ferner recht bemerkenswert, daß die Veränderungen in der Zufuhr von Salzen die Wasserbilanz nicht erheblich beeinflußt haben. Wie erinnerlich, wurde in der 2. und 3. Periode mit der *Finkelstein*schen Ekzemgruppe nur etwa die Hälfte der Salze zugeführt, die das Kind in der 1. Periode erhielt. Dabei ist die Gesamt-Wasserausfuhr keineswegs gestiegen. Vermehrt wurden zwar, wenigstens in der 2. Periode, deutlich die Urinmengen; dem steht aber eine Verminderung der respiratorischen Wasserausscheidung gegenüber, die schon aus der Tabelle 19, S. 34, ersichtlich war.

Tabelle 26.

5	6	7	8	9	10	11	12
461,0	435,4	421,4	490,8	547,7	607,0	594,7	560,4
917,0	867,7	973,1	863,9	790,4	731,1	840,6	707,1
34,7	34,7	34,7	34,7	61,1	61,1	61,1	61,1
19,8	6,9	7,7	23,3	19,1	19,7	21,9	12,0
1432,5	1344,7	1436,9	1412,7	1418,3	1418,9	1518,3	1340,6
1272,5	1307,7	1334,8	1280,7	1350,0	1323,0	1341,0	1188,0
— 160,0	— 37,0	— 102,1	— 132,0	— 68,3	— 95,9	— 177,3	— 152,6

Dadurch wurde erreicht, daß der Körper im ganzen nicht mehr Wasser verlor als vorher, die Gesamtverluste waren in der 2. Periode sogar etwas geringer als in der 1. In der 3. Periode, die 10 Tage nach Einführung des salzarmen Ernährungsregimes begann, war die Urinsekretion wieder zurückgegangen, die Wasserdampfproduktion gleichzeitig etwas vermehrt (allerdings bei etwas geringerer Luftfeuchtigkeit). Es treten also auch in diesem Versuch wieder die Wechselbeziehungen zwischen Urinsekretion und Wasserdampfproduktion in Erscheinung. Außer einer mäßigen Vermehrung der Urinmengen hat die salzarme Diät keinen Einfluß auf den Wasserhaushalt des Körpers ausgeübt.

In Tabelle 27 ist die Energiebilanz aufgestellt und zwar im täglichen Durchschnitt aus jeder einzelnen Versuchsperiode.

Tabelle 27.

24stündiger Kalorienumsatz im Durchschnitt aus Tag	1—4	5—8	1—12
Kalorienzufuhr in Gestalt von Eiweis	161	146	151
„ „ „ „ Fett	526	354	444
„ „ „ „ Kohlehydrat	258	312	320
Gesamt-Energiezufuhr	945	812	915
Durch Eiweißansatz ersparte Kalorien (N × 34)	60	38	43
Durch Fettansatz „ „ (C × 12,3)	166		43
Aus Körperfett stammende Kalorien		81	
Tatsächlich erzielter Umsatz	719	855	829
Davon vom Körper geliefert		10%	
Von der zugeführten Energiemenge gelangten zum Ansatz	23%		9,5%
Kalorienzufuhr pro Kilo und Tag	120	103	116
Umsatz „ „ „ „	91	108	105
Ansatz „ „ „ „	29		11
Umsatz pro Quadratmeter Oberfläche	1524	1811	1756
Von der Wärmeabgabe entfallen auf Verdunstung	45%	32%	42%

Aus dieser Zusammenstellung ersieht man, daß die Wärmebildung eine außerordentlich große war; schon in der 1. Periode überschritt der Umsatz pro Quadratmeter und Tag erheblich das bei normalen, mit Kuhmilch genährten Säuglingen im allgemeinen übliche; in der 2. Periode stieg sie noch erheblich und auch in der 3. blieb sie noch sehr hoch.

Die Nahrungszufuhr allein für diese Steigerung des Umsatzes verantwortlich zu machen, geht nicht an. In der 2. Periode betrug der Energiequotient nicht mehr wie 103, war also keineswegs abnorm groß; man kann auch nicht annehmen, daß hier die reichliche Kost der 1. Periode mit einem Energiequotienten von 120 noch nachgewirkt habe; denn der normale Säugling Niemanns hatte beispielsweise bei einem annähernd gleichen Energiequotienten (115) einen Umsatz von nur 1443 Kalorien, wobei noch dazu $^1/_5$ der zugeführten Energiemenge auf Eiweiß entfiel — das ja den Umsatz am meisten steigert —, während im vorliegenden Versuch der Anteil des Eiweiß an der Energiezufuhr ein weit geringerer war. Ebensowenig hat das Versuchskind etwa eine abnorm große Muskelarbeit geleistet, die die Steigerung des Umsatzes erklären könnte.

Das vorstehende gilt sowohl für die allgemeine Steigerung während des ganzen Versuches, als auch für die Erhöhung, die sich im besonderen in der 2. Periode bemerkbar machte. Eine bestimmte Ursache für diese Steigerung kann nicht angegeben werden. Insbesondere liegt auch keine Veranlassung vor, sie als eine sekundäre im Sinne des auf S. 27 ausgeführten zu betrachten. Der Teil der gebildeten Wärme, der durch Verdunstung beseitigt wurde, ist in diesem Versuche größer als in den früheren; offenbar war der Organismus bemüht, sich der überschüssigen Wärme auf diesem Wege wieder zu entledigen.

Zusammenfassung der Versuchsresultate.

Als wichtigstes Ergebnis der im vorstehenden beschriebenen Versuche möchte ich die Tatsache betrachten, daß sich bei allen 3 Säuglingen eine beträchtliche Erhöhung des Kalorienumsatzes, der Wärmebildung, gefunden hat und daß auch die CO_2-Produktion in 2 Fällen gesteigert war, im dritten bei gleicher Nahrungszufuhr wahrscheinlich auch gesteigert gewesen wäre.

Es sei vorweg betont, daß diese Umsatzsteigerung ebensowenig wie als Folge vermehrter Muskeltätigkeit, als eine sekundäre Folge von Ekzemen aufgefaßt werden kann, denn nur das eine der Kinder war mit solchen behaftet, während die anderen lediglich einen typischen, trockenen, noch dazu wenig ausgebreiteten Milchschorf aufwiesen. Da auch in der Art und Menge der zugeführten Nahrung eine genügende Erklärung nicht gefunden werden kann, so bleibt nichts übrig, als in der Neigung zu erhöhter Wärmebildung ein der exsudativen Diathese eigentümliches Moment zu sehen.

Es bleibt zunächst die Frage offen, wohin man die Ursache dieses Phänomens verlegen soll: in den intermediären Stoffwechsel oder aber in den Darm, in welch letzterem Falle man bei den exsudativen Kindern eine erhöhte Darm- bzw. Drüsenarbeit annehmen müßte.

Es ist bemerkenswert, daß die resorptive Tätigkeit des Darmes bei den Versuchskindern keinerlei Anomalien hat erkennen lassen. Die Zahlen für die prozentuellen Verluste im Kot bewegen sich durchaus innerhalb normaler Grenzen; das gilt sowohl für den Stickstoff (abgesehen von dem Brustkinde, dessen besondere Verhältnisse schon auf S. 15 erörtert sind) als auch für das Fett; auch der Fettgehalt des Kotes war stets normal. Eine Störung der Darmresorption, wie sie von Steinitz und Weigert[1]) bei einem Säugling gefunden wurde, kann also nicht als für die exsudative Diathese pathognomonisch betrachtet werden. Die von Czerny angenommene Störung des Fettstoffwechsels läßt sich auf diesem Wege nicht beweisen.

Steinitz und Weigert wollten die Tatsache, daß exsudative Kinder selbst bei zureichender Kost nicht so gut gedeihen, wie normale, mit einer mangelhaften Resorption erklären; aber auch wenn von der letzteren abzusehen ist, wird man die mangelhafte Zunahme solcher Kinder verstehen, wenn man die Steigerung des Umsatzes in Betracht zieht, die sich aus den vorliegenden Versuchen ergeben hat. Es ist bei solchen Individuen eben ein geringerer Teil der zugeführten Energiemenge für den Ansatz disponibel, als bei normalen. Diese Erklärung paßt wenigstens für den einen Teil der exsudativen Kinder, die dem sogenannten mageren Typus angehören. Es ist sehr wohl denkbar, daß bei ihnen auch überreichliche Nahrungszufuhr keinen Ansatz hervorruft, weil eben der Umsatz in demselben Verhältnis weiter steigt. Anders steht es mit jener von Czerny charakterisierten Gruppe von Exsudativen, die zu pathologischem Fettansatz selbst bei mäßiger Ernährung neigen. Wenn man nicht annehmen will, daß bei ihnen der Fettansatz nur ein scheinbarer und der „pastöse“ Habitus durch Wasseransatz bedingt ist — was immerhin möglich ist und einen gewissen Grad von Wahrscheinlichkeit durch die bei dem Kinde Br. hervorgetretene Neigung zum Wasseransatz erhält, die auch Freund[2]) bei Exsudativen schon beobachtet hat —, so muß man hier vorläufig ein „non liquet“ aussprechen. Einen gewissen Fingerzeig könnte vielleicht der Versuch III geben: hier ist es sehr auffallend, daß in der 1. Periode eine außerordentlich große Menge von C retiniert worden ist, während in den Tagen 5 und 6 sogleich ein erhebliches Defizit eintrat, obwohl der Energiequotient noch immer 103 betrug. Man kann danach vielleicht von einer gewissen „Labilität“ des Stoffwechsels sprechen und eine Neigung exsudativer Kinder zum Ansatz N-freier Stoffe voraussetzen, wenn reichliche Nahrung zugeführt wird. Im gegenteiligen Falle scheinen die Reservedepots des Körpers leichter als bei normalen Kindern herangezogen zu werden, wie man wenigstens aus dem C-Defizit und dem hohen Umsatz in Periode 2 des Versuchs III schließen kann. Das würde auch die Wirkung abundanter und knapper Kost auf exsudative Kinder erklären.

[1]) Monatsschr. f. Kinderheilk. Bd. 9.
[2]) Verh. d. Gesellsch. f. Kinderheilk., Königsberg 1910.

Aus dem Versuch I erkennt man gut die besonders günstige Stellung, in der sich das Brustkind den künstlich genährten gegenüber befindet. Bei ersterem war die Umsatzsteigerung am geringsten, der Ansatz am gleichmäßigsten, die Ausnützung des Stickstoffes am günstigsten.

Von einem Zusammenhang zwischen Fettansatz und Salzstoffwechsel, wie ihn Finkelstein annimmt, können die vorliegenden Versuche nicht wohl überzeugen. Das Ekzem des Kindes I. ist bei der salzarmen Suppe in der Tat auffallend rasch abgeheilt und der Organismus verarmte an Salzen, wie sich aus den Aschewerten der Tabelle 21 errechnen läßt. Dabei war aber die Bilanz des C negativ bzw. der Fettansatz geringer als vorher. Wenn also eine „Entsalzung“ des Körpers die Ekzemheilung begünstigt, so scheint ein gleichzeitiger Fettansatz, wie Finkelstein ihn wünscht und zur Bindung der Salze für notwendig hält, dazu nicht erforderlich zu sein. Das ist auch schon in Anbetracht jener Fälle sehr unwahrscheinlich, in denen übermäßiger Fettansatz gerade mit starker Ekzembildung einhergeht.

Alles in allem erscheint durch das Ergebnis der vorliegenden Versuche die Annahme gestützt, daß das Wesen der exsudativen Diathese auf einer Stoffwechselstörung beruht, und eine solche Störung ganz bestimmter Art zum ersten Male nachgewiesen.

II.

Ist nun durch die vorstehend mitgeteilten experimentellen Ergebnisse ein Standpunkt gewonnen, von dem aus sich das Bild der exsudativen Diathese betrachten läßt? Können die mannigfachen Züge, die wir in diesem Bilde zu sehen gewohnt sind, von diesem Standpunkt aus wenigstens zum Teil verstanden und erklärt, und kann dadurch vor allem die Frage nach dem Wesen und der Ätiologie der exsudativen Diathese ihrer Lösung näher gebracht werden?

Wenn die Steigerung des Umsatzes, wie sie in den vorliegenden Versuchen nachgewiesen wurde, eine regelmäßige Erscheinung bei exsudativen Kindern ist, so kann das nicht ohne Einfluß auf das Gedeihen der betreffenden Individuen bleiben; wo der Umsatz überwiegt, muß ceteris paribus, der Ansatz zu kurz kommen. Man wird hiernach erwarten müssen, daß Exsudative in ihrem Gedeihen hinter normalen Kindern zurückbleiben, daß der Ansatz von Körpersubstanz und von Reservedepots bei ihnen ein geringerer ist, kurz, daß sie magerer, schlechter genährt erscheinen müssen.

Wie sieht es damit in Wirklichkeit aus? Czerny selbst unterscheidet 2 Typen von Exsudativen; einen mageren, unterernährten, und einen fetten, dessen Habitus aber stets die Charakteristika des „pastösen“ zeigt.

Die Pathogenese des mageren Typus ist auf Grund der vorliegenden Versuche ohne weiteres zu verstehen. Nicht so die des fetten. Wenn alle Exsudativen mehr umsetzen, verbrennen, so muß es unverständlich erscheinen, daß ein Teil dieser Kinder bei der gewöhnlichen Ernährungsform dennoch Fett, sogar abnorm viel Fett zum Ansatz bringt.

Sieht man etwas näher zu, so zeigt sich die Lösung dieses Problems freilich weniger schwierig, als es auf den ersten Blick scheinen mag.

Zunächst muß man sich die Frage vorlegen, in welchem numerischen Verhältnis sich die beiden erwähnten Typen, der fette und der magere, auf die Gesamtzahl der exsudativen Kinder verteilen? Ich glaube, jeder der viel Exsudative zu sehen Gelegenheit hat, wird hierauf die Antwort geben, daß der magere Typ bei weitem überwiegt. Ich selbst bin auf Grund jahrelanger Beobachtung an einem recht großen Material dieser Überzeugung, die ich auch durch zahlenmäßige Belege zu stützen vermag.

Unter 170 exsudativen Säuglingen, die ich in den letzten Jahren klinisch und poliklinisch beobachten konnte, hatten nur 15, das sind weniger als 9%, ein Körpergewicht, das den für das betreffende Alter geltenden Durchschnitt übertraf; 38, das sind etwa 20%, hatten ein annähernd normales Gewicht, doch konnte bei den meisten von einem reichlichen Fettpolster nicht die Rede sein. Alle übrigen Kinder waren untergewichtig, in einem ausgesprochen schlechten Ernährungszustand. 70% aller Kinder gehören also dem mageren Typ an, der somit in dieser Zusammenstellung bei weitem überwog.

Man könnte nun freilich einwenden, daß eine Poliklinik und Klinik mehr von solchen Kindern aufgesucht wird, die neben ihren exsudativen Erscheinungen noch ein mangelhaftes Gedeihen aufweisen, als von solchen, die nur Ekzeme haben, aber sonst gut gedeihen. Das wird wohl bis zu einem gewissen Grade richtig sein, kann aber doch das starke Überwiegen des mageren Typs nicht allein erklären.

Wie steht es nun aber mit den fetten Kindern? Weisen diese wirklich ein so gutes Fettpolster auf, daß das nicht mit einer Stoffwechselsteigerung, wie sie die Versuche ergaben, in Einklang zu bringen wäre? Czerny selbst hebt ausführlich, noch neuerdings in seinem Handbuch, hervor, daß das Fettpolster der Exsudativen sich ganz erheblich von dem normaler Kinder unterscheidet; daß es sich immer um „pastöse“ Kinder handelt, um einen Typ also, der wohl nicht ohne eine entscheidende Beteiligung des Wassers im Körper zustande kommt.

Auch all die „fetten“ Kinder, die ich zu beobachten Gelegenheit hatte, gehörten diesem Typ an. Dafür, daß hier der Wasseransatz eine große Rolle spielt, spricht auch die Labilität, die das Körpergewicht solcher Kinder auszeichnet, die enormen Gewichtsstürze, die sie oft erleiden und mit denen wohl jeder, der exsudative Kinder behandelt, schon eine recht unangenehme Bekanntschaft gemacht hat.

Die Gewichtskurven Exsudativer bieten in dieser Beziehung ein ganz charakteristisches Bild; abgesehen von den katastrophalen Gewichtsstürzen, die sich ja meist vermeiden lassen, weisen sie Schwankungen auf, die man bei normalen Kindern vergeblich suchen wird. Auch wenn im ganzen die Kurve sich nach aufwärts bewegt, so tut sie dies doch nie ohne plötzliche Schwankungen nach unten und nach oben, die von einem Tage zum anderen 100 g und mehr betragen können und für die sich oft weder in dem Verhalten des Kindes, noch in der Art der Ernährung eine Veranlassung erkennen läßt. Die Gewichtskurven Exsudativer erhalten hierdurch ein so charakteristisches Aussehen, daß ein Erfahrener oft schon hierauf allein den Verdacht einer konstitutionellen Anomalie dieser Art zu begründen vermag.

Wir pflegen solche plötzlichen und großen Gewichtsschwankungen auf Veränderungen im Wasserhaushalt zu beziehen, und gehen damit wohl gerade bei exsudativen Kindern nicht fehl. Hat sich doch auch in einem der hier mitgeteilten Versuche (Kind Br.) eine abnorme Neigung zum Wasseransatz gezeigt.

Wir haben also allen Grund, anzunehmen, daß bei denjenigen Exsudativen, deren Gewicht der Norm entspricht oder sie gar übertrifft, und deren Aussehen ein „fettes" ist, dies nicht durch ein normales Fettpolster, sondern unter Mitwirkung des Wassers zustande kommt. Hiernach würde der „fette Typ" nicht in Widerspruch stehen mit der Tatsache des erhöhten Umsatzes bei exsudativer Diathese.

Noch ein anderer Befund, der an Exsudativen erhoben wird, ist mit dieser Tatsache in Einklang zu bringen, ja wird durch sie erst verständlich. In seinem Handbuche weist Czerny darauf hin, daß exsudative Neugeborene, auch wenn sie an der Mutterbrust liegen und ausreichende Mengen trinken, oft lange Zeit hindurch eine Zunahme vermissen lassen, daß bei ihnen gleichsam die physiologische Gewichtsabnahme des Neugeborenen dadurch zu einer pathologischen wird, daß das Ende dieser Abnahme bzw. der Beginn normalen Gedeihens sich um Wochen und selbst Monate verzögert. Unter den Säuglingen, die ich selbst in der Klinik vom ersten Lebenstage an beobachten konnte, fand sich dieser Initialverlauf der Gewichtskurve mehrfach vertreten, und regelmäßig stellten sich bei den betreffenden Säuglingen später noch andere Symptome von exsudativer Diathese ein.

Czerny glaubt diese Dinge damit erklären zu sollen, daß bei den Exsudativen in der ersten Zeit die resorptive Tätigkeit des Darmes eine ungenügende ist, und zwar infolge eines initialen Mangels an Alkalien, der erst allmählich ausgeglichen wird. Was den letzten Punkt, die Alkalien, anbelangt, so vermag ich auf Grund meiner Versuche hierüber nichts auszusagen; Anomalien in der Resorption der Nahrungsstoffe haben sich in keinem der Versuche ergeben. Ich möchte nun aber darauf hinweisen, daß eine durchaus zureichende Erklärung der mangelhaften Zunahme Exsudativer gegeben ist in der von mir nachgewiesenen Steigerung des Umsatzes. Daß eine solche sich in den ersten Lebenswochen, wo die Verhältnisse in dieser Beziehung besonders ungünstig liegen (große Oberfläche, erschwerte Wärmeregulation, eiweißreichere Nahrung), am stärksten bemerkbar macht, ist ohne weiteres einzusehen, und damit wäre auch erklärt, daß mit der Zeit eine Besserung dieser Verhältnisse eintreten kann, insofern sich der Organismus den besonderen Bedingungen anpaßt. Daß aber die Mehrzahl der exsudativen Säuglinge auch noch im späteren Alter schwerer zum Gedeihen zu bringen ist, als normale Kinder, davon wird sich wohl jeder überzeugt haben, der gezwungen ist, Exsudative zu ernähren. An meinem Material trat dies in ganz exquisiter Weise hervor, insofern als 75% aller Exsudativen nur unter erheblichen Schwierigkeiten in die Höhe zu bringen waren. Unter diesen waren nur wenige natürlich genährte, die meisten von mir beobachteten Brustkinder brachten es, wenn auch oft langsam, doch schließlich zu einem normalen Gedeihen: ein Beweis, daß auch in dieser Hinsicht das Brustkind am günstigsten gestellt ist: da es in bezug auf seine Energiebilanz mit dem größtmöglichen Nutzen arbeitet, so ist dies ja auch ohne weiteres verständlich.

Ist also auch für Exsudative ein normales Gedeihen an der Brust am besten gewährleistet, so bietet doch andererseits die natürliche Ernährung keinen Schutz gegen einen frühzeitigen und heftigen Ausbruch der exsudativen Hauterscheinungen. In etwa einem Drittel der von mir beobachteten Fälle traten Gneis und Milchschorf schon unter der Ernährung an der Mutterbrust auf. Ihr Auftreten ist also weit mehr von konstitutionellen Momenten als von der Ernährung abhängig

Was das Lebensalter betrifft, in dem diese letzteren aufzutreten pflegen, so kann darüber die folgende Tabelle Aufschluß geben, in der ich 122 Fälle zusammengestellt habe, an denen sich genaue Daten über den Termin des Ausbruchs der ersten exsudativen Symptome gewinnen ließen:

Tabelle 28

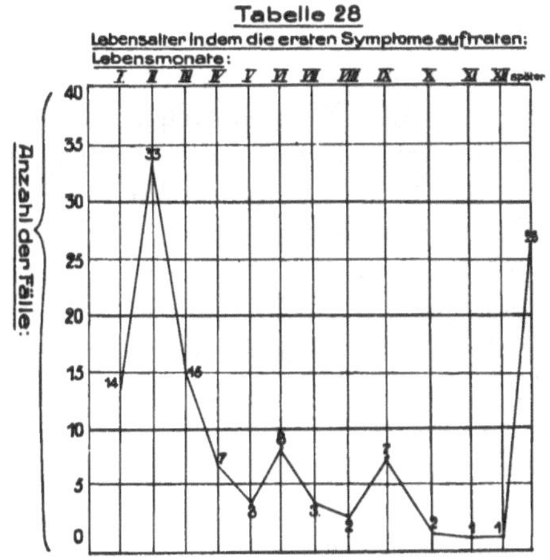

Aus dieser Tabelle ersieht man, wie früh im allgemeinen die exsudative Diathese sich bemerkbar macht, und daß gerade der zweite Lebensmonat in dieser Beziehung eine besondere Stellung einnimmt. Die 26 Fälle, in denen die exsudativen Erscheinungen

nach dem 1. Lebensjahre auftraten, hatten sämtlich nicht Gneis und Milchschorf, sondern jene Eruptionen, die als Lichen strophulus oder Prurigo bezeichnet und ja ebenfalls der exsudativen Diathese zugerechnet werden.

Die auffallende Bevorzugung gerade der Zeit um den 2. Lebensmonat herum als Manifestationstermin der exsudativen Diathese legt den Gedanken nahe, daß dies keine zufällige Erscheinung ist. Handelt es sich dabei doch gerade um jenen Zeitpunkt, an dem bei sonst ungestörten Umlauf die exsudativen Brustkinder besser zu gedeihen beginnen.

Die Tatsache, daß bei Gewichtszunahme sich exsudative Erscheinungen leicht verschlimmern, während sie bei Abnahme zurückzugehen pflegen, ist ja bekannt und auch von Czerny hervorgehoben worden. Ich selbst habe sie immer wieder bestätigt gefunden, konnte jedoch andererseits die Beobachtung machen, daß dies nicht für alle Fälle gilt. Bei exsudativen Säuglingen, die infolge schwerer Ernährungsstörungen in einen sehr atrophischen Zustand geraten sind, zeigt sich vielfach das Gegenteil: bei diesen Kindern heilen die Hauterscheinungen, wenn durch zweckmäßige Ernährung ein besserer Ernährungszustand erreicht wird. Man ersieht daraus, daß nicht die Gewichtszunahme an sich den Exsudativen schadet, sondern nur die Mästung, bei der es wahrscheinlich zu abnormer Wasserretention kommt.

Von diesem Gesichtspunkt aus müßte eine Mästung mit Kohlehydraten besonders zu fürchten sein, weil es dabei am leichtesten zum Wasseransatz kommt. Tatsächlich sieht man ja auch häufig, daß eine einseitig auf Kohlehydrate eingestellte Diät bei Exsudativen nicht günstig wirkt. Dennoch glauben wir in der Ernährung solcher Kinder die Kohlehydrate bevorzugen zu müssen, weil wir immer wieder die Erfahrung machen, daß das Milchfett in größeren Mengen nicht vertragen wird.

Was diesen Punkt anbetrifft, so habe ich mich nicht davon überzeugen können, daß die Empfindlichkeit gegen das Kuhmilchfett eine besondere Eigenschaft exsudativer Kinder ist. Wir kennen ja das Fett als einen überhaupt sehr differenten Nahrungsstoff, dessen Zufuhr bei allen Kindern mit einem empfindlichen und labilen Darm — gleichgültig ob exsudativ oder nicht — gewisse Gefahren bedingt. Nun wissen wir, daß alle Exsudativen schwer ernährbare Kinder mit einem gegen alle Nahrungsstoffe empfindlichen Darm sind; sie fallen leicht Ernährungsstörungen anheim, die sich aber in klinischer Beziehung von denen anderer Säuglinge nicht unterscheiden, nur daß sie leichter hervorzurufen und schwerer ernährungstherapeutisch zu beeinflussen sind. Daß hier auch die differente Natur des Kuhmilchfettes ganz besonders zur Geltung kommt, ist ohne weiteres verständlich.

Daß die Empfindlichkeit gegen diesen Nahrungsstoff nicht zur exsudativen Diathese selbst gehört, schließe ich daraus, daß ich viele Exsudative bei einer sehr fettreichen Nahrung recht gut habe gedeihen sehen, unter Abheilung aller Hauterscheinungen. Zur Anreicherung der Nahrung mit Fett verwandte ich früher vielfach das Ramogen, und ich war überrascht, wie gut sich diese Ernährung durchführen ließ. Neuerdings habe ich zu dem gleichen Zweck die gewaschene Butter angewendet, die ich jüngst zur Fettanreicherung der Nahrung empfohlen habe[1]. Exsudative Säuglinge, die schwere Ernährungsstörungen durchgemacht hatten und mit Kopf- und Gesichtsekzemen schwerster Art behaftet waren, sind bei einer Nahrung, die 3 bis 5% dieses Fettes enthielt, oft geradezu glänzend gediehen und haben ihre Ekzeme verloren. Ich möchte auf Grund dieser Erfahrungen geradezu empfehlen, bei allen Exsudativen eine Zufuhr von Fett in dieser Form wenigstens zu versuchen, um der Kohlehydratmästung zu entgehen.

Im folgenden seien kurz 2 Krankengeschichten mitgeteilt, die als Beispiele für die Wirkung fettreicher Nahrung auf Exsudative gelten können.

Hertha M., geb. d. 4.9.1913.

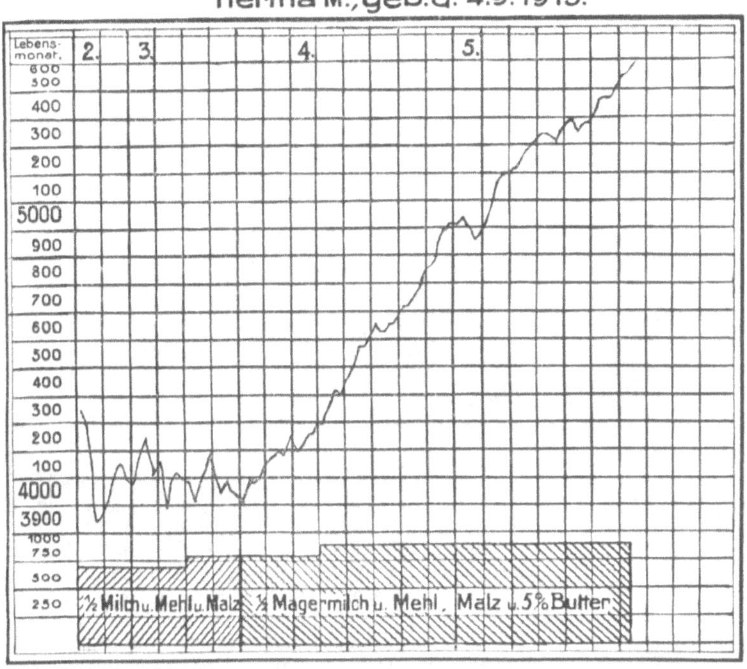

Hertha M. wurde im Alter von 6 Wochen in leidlichem Ernährungszustand in die Klinik aufgenommen. Gneis, stark nässendes Ekzem im Gesicht und am ganzen Körper.

[1]) Niemann, Über die Möglichkeit einer Fettanreicherung der Säuglingsnahrung. Jahrbuch f. Kinderheilk. Bd. 79, S. 274, 1914.

Bei Halbmilch mit Mondamin und unter Zuhilfenahme von lokaler Behandlung bessert sich das Ekzem, doch konnte eine Zunahme des stark schwankenden Körpergewichtes selbst nach Hinzufügung eines zweiten Kohlehydrates nicht erzielt werden. Anreicherung der Nahrung mit 5% Butter führte zu gutem Gedeihen, unter wesentlich geringeren Schwankungen. Die Ekzeme heilten dabei weiter ab und traten in der Folge nicht wieder auf.

Margarete B. wurde im Alter von 6 Monaten mit starken exsudativen Hauterscheinungen aufgenommen (Gneis, Milchscharf), die angeblich schon seit dem 2. Lebensmonat bestanden. Das Kind gedieh vortrefflich, als die aus Halbmilch mit Mondamin und 6% Malzextrakt bestehende Nahrung mit 4% Butter angereichert wurde. Die Ekzeme heilten dabei und traten auch später nicht wieder auf.

Margarete B., geb. d. 27. 7. 1913.

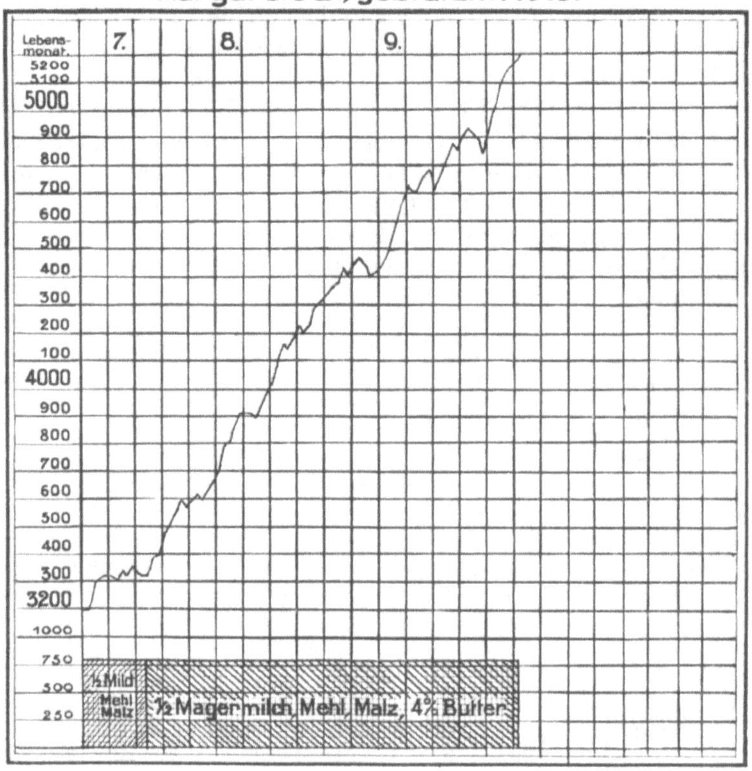

Dora St. war einer der schwersten und hartnäckigsten Fälle von exsudadiver Diathese, die ich je beobachtet habe, kombiniert mit einer schweren Ernährungsstörung. Das Kind kam mit 8 Wochen in die Klinik, in schlechtem Ernährungszustand, den Kopf und das Gesicht mit eitrigen Borken bedeckt. Bei Frauenmilch verfiel es unter Entleerung von weißlichen Stühlen. Bei Amme und Buttermilch gedieh es kurze Zeit, verfiel jedoch abermals. Da auch hier wieder eine fettärmere und kohlehydratreichere Nahrung (Halbmilch mit Mondamin, später mit 6% Malzextrakt) eine Besserung zur Folge hatte, war die Annahme wohl berechtigt, daß das Kind gegen das in der Frauenmilch ja reichlich vorhandene Fett sehr empfindlich sei. Um so überraschender war, daß das Kind eine Anreicherung der Nahrung mit 5% Butter nicht nur gut vertrug, sondern daß es dabei nach einiger Zeit sehr gut gedieh. Das mangelhafte Gedeihen im ersten Teil dieser Ernährungsperiode ist auf aufgedehnte Abszesse zurückzuführen, an denen das Kind in dieser Zeit litt und die teilweise hohes Fieber zur Folge hatten. Die Abszesse heilten dann ab, gleichzeitig — bei der fettreichen Ernährung — die stark nässenden Ekzeme auf dem

Kopfe und im Gesicht, die vorher jeder lokalen und medikamentösen Behandlung (Atropin) getrotzt hatten. Das Kind ist noch jetzt in Beobachtung, frei von exsudativen Erscheinungen und in vorzüglichem Ernährungszustand.

Diese Beispiele mögen genügen, um zu zeigen, daß eine in der erwähnten Art mit Fett angereicherte Nahrung von Exsudativen, selbst schwereren Grades, mindestens gut vertragen wird; daß die Ekzeme dabei heilen können und daß der Ausbruch exsudativer Erscheinungen durch diese Art der Ernährung nicht begünstigt wird.

Dora St., geb. d. 21.11.1913.

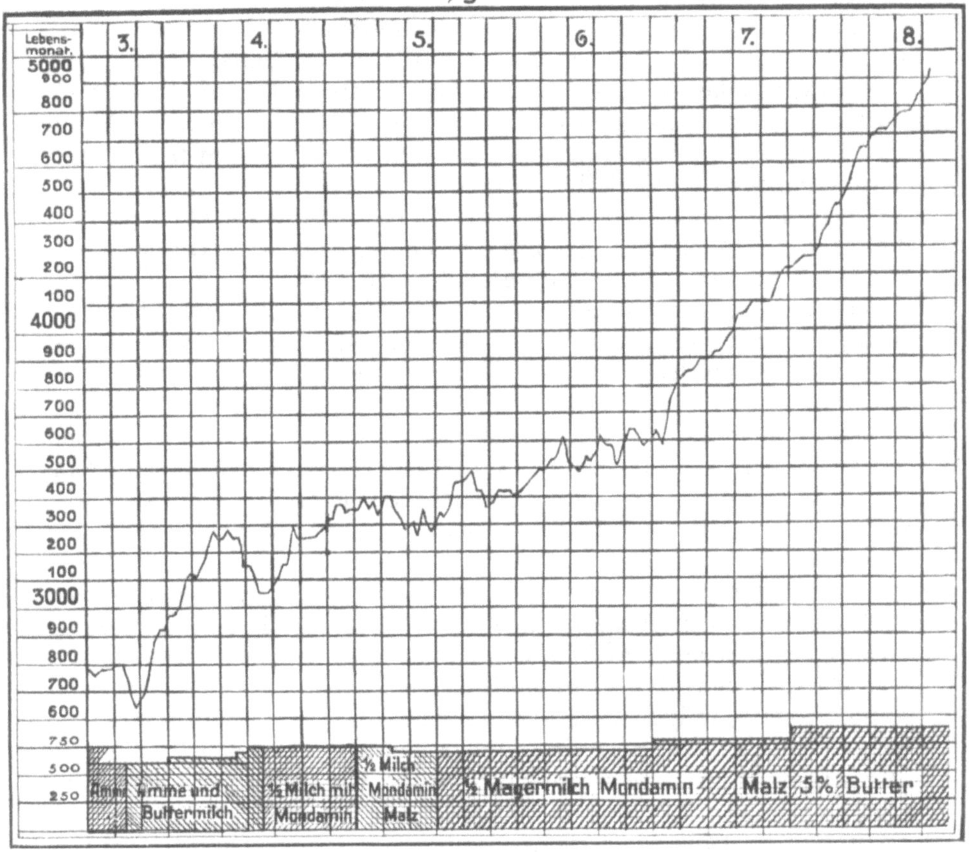

Unter diesen Umständen kann man von einer Empfindlichkeit Exsudativer gegen Fett im allgemeinen nicht sprechen. Daß sie das unveränderte Kuhmilchfett oft schlecht vertragen, diese Eigenschaft teilen sie mit anderen, nicht exsudativen Säuglingen.

Möglicherweise wirkt aber eine abundante Kuhmilchzufuhr auf die Exsudativen noch in einer anderen Beziehung schädlich, nämlich durch die damit verbundene Eiweißzufuhr

Nützlich dürfte es sein, bei Exsudativen eine zu reichliche Eiweißzufuhr zu vermeiden. Die spezifisch-dynamische Wirkung des

Eiweiß, die in einer Steigerung des Umsatzes besteht, kann dort, wo schon auf Grund der Konstitutionsanomalie der Umsatz erhöht ist, nur schädlich sein. Ich habe mit Rücksicht hierauf versucht, Exsudativen größere Eiweißmengen in Form von Plasmon oder einem anderen Präparat zu verabfolgen. Leider konnte ich dies nur bei 5 Kindern längere Zeit durchführen, bei denen sich aber durchweg eine deutliche Verschlechterung der Hauterscheinungen zeigte; auch der Ernährungszustand wurde keineswegs günstig beeinflußt.

Eine vorsichtige Dosierung der Kuhmilch bei Exsudativen wird sich also auch mit Rücksicht auf ihren Eiweißgehalt empfehlen. Das Fett, welches man nicht als Milch zuführen kann, läßt sich als Butter in die Nahrung wieder hineinbringen, wenn man sich der oben erwähnten Ernährungsmethode bedient, die also auch in dieser Beziehung gewisse Vorteile aufweist.

Eine auch heute noch nicht einstimmig beantwortete Frage ist die nach der Zusammengehörigkeit der exsudativen Diathese mit anderen Konstitutionsanomalien.

In den vorstehend mitgeteilten Versuchen habe ich mich bemüht, nachzuweisen, daß wir es bei der exsudativen Diathese mit einer Stoffwechselstörung ganz bestimmter Art zu tun, daß wir in ihr eine streng charakterisierte und scharf umgrenzte Konstitutionsanomalie im Sinne Czernys zu sehen haben, die man nicht in dem weiten Begriff des „infantilen Arthritismus" aufgehen lassen kann, wo sie mit anderen Symptomenkomplexen, besonders nervöser Art, zusammengeworfen wird, mit denen sie nichts zu tun hat.

Auch Pfaundler[1]) spricht in seinem zusammenfassenden Wiesbadener Referat die Ansicht aus, daß die verschiedenen Diathesen, die in dem französischen Krankheitsbegriff des „Arthritismus" enthalten sind, nicht eines Ursprunges seien, sondern daß es eine Anzahl von „Sonderbereitschaften" gebe, „die ziemlich selbständig auftreten können, die keinesfalls einander subordiniert, voneinander direkt abhängig sind". Der von ihm gebrauchte Ausdruck „Krankheitsbereitschaft" für „Diathese" ist vielleicht nicht ganz glücklich gewählt. Denn sobald es gelingt, für eine Diathese eine bestimmte Störung im Organismus als Ursache nachzuweisen, wie z. B. für die exsudative eine solche des Stoffwechsels, so hat man es eben nicht mehr mit einer „Krankheitsbereitschaft", sondern schon mit einer abnormen, d. h. krankhaften Funktion, also einer „Krankheit" selbst zu tun, die nur — was für die Diathesen charakteristisch ist — latent bleiben oder sich in so verschiedenartigen Formen manifestieren kann, daß deren Zusammengehörigkeit nicht ohne weiteres erkannt wird.

[1]) Über Wesen und Behandlung der Diathesen. Wiesbaden 1911, J. F. Bergmann.

Pfaundler nennt in seinem Referat 5 verschiedene „Zeichenkreise“, d. i. Symptomenkomplexe, die in dem Krankheitsbegriff des „Arthritismus“ enthalten sind. Es sind dies neben dem „exsudativen“ der „dystrophische“, „lymphatische“, der „neuropathische“ und der „vagotonische“. Sie alle sollen „Sonderbereitschaften“ in dem oben erwähnten Sinne darstellen. Ebensowenig aber, wie es statthaft ist, sie alle unter den einen Hut des „Arthritismus“ zu bringen, dürfte es angehen, sie ausnahmslos als besondere Diathesen zu betrachten.

Das gilt besonders für den sogenannten „dystrophischen“ Zeichenkreis. Wo ein solcher auftritt, wird er sicherlich oft als eine Folgeerscheinung der exsudativen Diathese aufgefaßt werden müssen, wie es ja auch der Auffassung Czernys entspricht. Die im vorstehenden beschriebenen Stoffwechselversuche geben die Erklärung dafür, daß exsudative Kinder infolge der ihnen eigentümlichen Stoffwechselstörung in einen Zustand der „Dystrophie“ geraten können; und wenn das besonders häufig bei künstlicher Ernährung geschieht (Heterodystrophie Pfaundlers), so erklärt sich das mit der günstigeren Stellung, die das Brustkind überhaupt bezüglich der Ernährung einnimmt, und die auch diese Stoffwechselversuche erwiesen haben.

Der „lymphatische“ Zeichenkreis wird von Czerny gleichfalls als sekundär, der exsudativen Diathese zugehörig, betrachtet. In der vorliegenden Arbeit konnte zu dieser Frage nicht Stellung genommen werden.

Es bleiben der „neuropathische“ und der „vagotonische“ Zeichenkreis. Für den ersteren hat Czerny den Zusammenhang mit der exsudativen Diathese abgelehnt, obgleich beide häufig vergesellschaftet sind. Der in dieser Arbeit erhobene Befund einer Stoffwechselstörung macht es wenig wahrscheinlich, daß neuropathische Symptome in direktem Zusammenhang mit einer solchen stehen sollen. Dasselbe dürfte für Anomalien des autonomen Nervensystems gelten, wenn auch Eppinger und Heß behaupten, daß sich „die exsudative Diathese dem weiteren Begriff der ‚Vagotonie‘ unterordnen läßt“.

Die Beobachtung eines nicht gerade kleinen Materials hat mir gezeigt, daß sich Symptome von Neuropathie nur verhältnismäßig selten mit der exsudativen Diathese vergesellschaftet finden. Unter 143 Fällen dieser Konstitutionsanomalie — von denen 26 älter als 1 Jahr waren — zeigten nur 20 nervöse Symptome. Als solche wurden betrachtet: auffallend heftiger Juckreiz, Schreckhaftigkeit, Schlafstörungen (Pavor nocturnus), konstitutionelles Erbrechen, Asthma, nervöse Überregbarkeit, Wutkrämpfe, vasomotorische Störungen. Alle diese Symptome sind also nur in einem kleinen Bruchteil derjenigen Fälle vorhanden gewesen, in denen mit Sicherheit eine exsudative Diathese konstatiert werden konnte. Das läßt den Schluß zu, daß diese Konstitutionsanomalie zur Neuropathie keine direkten Beziehungen hat. Auch von einem irgendwie beträchtlichen Vorkommen vagotonischer Symptome bei exsudativen Kindern habe ich mich nicht überzeugen können.

Alle diese Dinge haben mit exsudativer Diathese nichts zu tun, sie sind nur, wenn sie zufällig mit ihr zusammentreffen, unerwünschte Begleiterscheinungen dieser Konstitutionsanomalie. Deren Wesen beruht in einer Stoffwechselstörung ganz bestimmter Art. In den vorstehend mitgeteilten Versuchen habe ich mich bemüht, diese Stoffwechselstörung näher zu charakterisieren. Die Befunde, die sich dabei ergeben haben, stehen, wie ich glaube und im 2. Teil auszuführen versucht habe, mit der klinischen Beobachtung nicht in Widerspruch. Diese lehrt immer wieder, daß nicht die Hauterscheinungen es sind, durch welche die exsudativen Kinder, namentlich im Säuglingsalter, so gefährdet werden und an denen sie zugrunde gehen. Das, womit wir in erster Linie zu kämpfen haben, sind die Ernährungsschwierigkeiten, die uns die Exsudativen bereiten. Zu deren Verständnis glaube ich in der vorliegenden Arbeit durch den Nachweis einer Umsatzsteigerung sowie einer Labilität des Stoffwechsels, besonders auch soweit es das Wasser betrifft, ein geringes beigetragen zu haben.

A. Marcus & E. Webers Verlag (Dr. jur. Albert Ahn) **in Bonn**

Druck: Otto Wigand'sche Buchdruckerei G. m. b. H., Leipzig.

FSC
www.fsc.org
MIX
Papier | Fördert gute Waldnutzung
FSC® C083411

Zeitfracht Medien GmbH
Ferdinand-Jühlke-Straße 7
99095 Erfurt, Deutschland
produktsicherheit@kolibri360.de